LEANDRO AUGUSTO

# VIVENDO ENTRE HOMENS E ANJOS

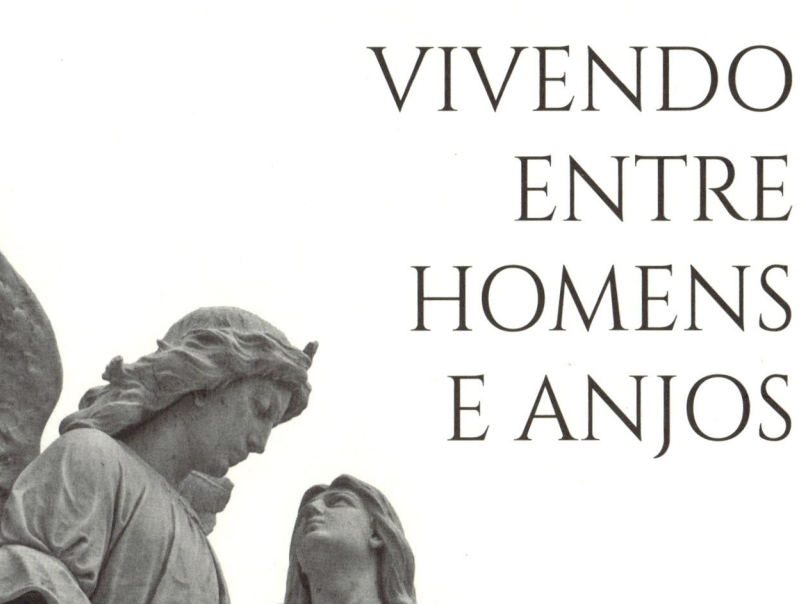

O equilíbrio da vida
entre os dois mundos

**Literare Books**
INTERNATIONAL
BRASIL · EUROPA · USA · JAPÃO

Copyright© 2022 by Literare Books International
Todos os direitos desta edição são reservados à Literare Books International.

**Presidente:**
Mauricio Sita

**Vice-presidente:**
Alessandra Ksenhuck

**Diretora executiva:**
Julyana Rosa

**Diretora de projetos:**
Gleide Santos

**Capa:**
Gabriel Uchima

**Diagramação e projeto gráfico:**
Candido Ferreira Jr.

**Revisão:**
Nicolas Agnelli

**Relacionamento com o cliente:**
Claudia Pires

**Impressão:**
Gráfica Paym

---

**Dados Internacionais de Catalogação na Publicação (CIP)**
**(eDOC BRASIL, Belo Horizonte/MG)**

A923v  Augusto, Leandro.
     Vivendo entre homens e anjos / Leandro Augusto. – São Paulo, SP: Literare Books International, 2022.
     14 x 21 cm

     ISBN 978-65-5922-336-7

     1. Literatura de não-ficção. 2. Deus. 3. Anjos. 4. Vida cristã. I. Título.

CDD 248.4

**Elaborado por Maurício Amormino Júnior – CRB6/2422**

---

Literare Books International.
Rua Antônio Augusto Covello, 472 – Vila Mariana – São Paulo, SP.
CEP 01550-060
Fone: +55 (0**11) 2659-0968
site: www.literarebooks.com.br
e-mail: literare@literarebooks.com.br

# AGRADECIMENTOS

Quero agradecer à graça de Deus por ter me concedido a vida e o direito de viver com luz, tendo a distinta sabedoria de sempre seguir Sua fé e os mandamentos que são impostos a nós, dando-nos a glória de com Ele aprender e presenciar o Seu poder divino e iluminado, dando-nos o direito de ensinar e repassar Suas palavras a muitas outras pessoas e almas benditas que mantêm em seu alicerce o amor, a compaixão, o respeito e a gratidão, abençoando todos aqueles que desejam aceitar Suas bençãos e por Seus caminhos seguir dignamente, com honra e dignidade.

Assim também agradeço ao Nosso Senhor Jesus Cristo, meu principal Mentor Espiritual, porque n'Ele consigo extrair e absorver toda minha energia astral, inspiração e intuição para todos os dias acordar e sentir a vontade de viver alegremente em paz com o propósito de seguir em frente com dedicação e determinação de passar a todos o verdadeiro valor da vida e o quão importante é para cada um ter amor no coração. Sou muito grato a Ele porque me identifico muito com seu jeito de ser e sua humilde sabedoria, pois mesmo quando esteve em sofrimento, sob a tortura e castigo de muitos, Ele sempre teve amor e caridade por todos, nunca deixando de ajudar e orar por todos. Em Nosso Senhor Jesus Cristo me espelho e, através de sua sincera e caridosa bondade no coração, busco minha intuição e vontade de viver, pois sei que, pelas palavras do Senhor, conseguirei cumprir o meu papel e transmitir paz, felicidade e amor a todos os espíritos do mundo.

Sou muito grato também a todos os seres de luz que trabalham em prol do bem de toda a humanidade e estão sempre junto de mim em minha grande e importante jornada, me aconselhando e guiando, mostrando o rumo ideal para minha vida, me dando a oportunidade de criar e concretizar meus objetivos com o princípio de melhorar cada um de nós e nos aproximar novamente mais perto de Deus.

E, com grande carinho e gratidão eterna, agradeço aos meus pais e familiares, que sempre estiveram ao meu lado, me dando todo o apoio, solidariedade e respeito, aconselhando e amparando-me em todos os momentos. E, por fim, mas não menos importante, a todos os meus amigos e amigas simpatizantes dos meus trabalhos que acreditam nas minhas qualificações e na vontade de ajudar e melhorar suas vidas – e, também, a todos os leitores que carregam consigo esperança e fé, acreditando que, pela força que une os homens aos anjos, teremos grande chance de restabelecer a paz de espírito dentro de cada um, promovendo a prosperidade e harmonia pelo mundo todo.

# DEDICATÓRIA

Dedico esta obra, primeiramente, ao meu Senhor Jesus Cristo, pois n' Ele me inspiro para tornar todos meus pensamentos em bons trabalhos e ações de filosofia espiritual, possíveis de serem realizadas e posteriormente aplicadas na humanidade como um todo. Contudo, por Ele ser um grande Mestre de todos os tempos, me esforço ao máximo para conseguir seguir os seus passos: amar a todos igualmente, respeitar e compreender seus propósitos, e assim poder espalhar suas palavras de fé, esperança e ajuda a todos os seres humanos.

Aos meus pais Antônio Alves e Olga Aparecida de Almeida Alves, por sempre me apoiarem e tornarem meus sonhos e objetivos possíveis de se realizar. Conseguinte, também dedico a toda minha família e à família de todos, pois sabemos que passamos por um momento de grandes dificuldades e perdas de entes queridos e amigos. Mas acreditem... Depois da tormenta sempre vem a calmaria!

Em especial ao meu padrinho Orlando Monteiro, que hoje já se encontra no Plano Espiritual dos anjos, mas que tenho certeza que jamais deixou de olhar e orar por todos nós aqui na Terra. À minha madrinha Dária Monteiro e suas filhas, minhas primas, Flávia Monteiro Barbosa, Vanessa Monteiro e suas respectivas famílias, por quem tenho grande apreço e gratidão.

Ao meu grande amigo Anderson Gimenez e família, por quem sempre tenho respeito e a quem serei sempre grato, por tudo que já me proporcionou de bondade e felicidade na vida, estando juntos desde a nossa infância para todo o sempre. Também à minha mais nova amiga Valéria Gadelha, com quem a amizade se fez recentemente, porém sinto que vivemos unidos em vidas passadas, já que o espírito amigável que existe entre nós é laçado por uma grande corrente de sinceridade, respeito e amor.

E, por fim, dedico a todos os meus amigos leitores que de alguma forma são ligados ao mundo material, com grande humildade e disciplina respeitadora entre todos, e ao mundo espiritual, com muita força, fé e união salientar em prol da vida. Dedico a eles pois, apesar de tantas adversidades, tantas lutas para conseguirem se manter de pé para caminhar em frente, também acreditam na fé e confiam na capacidade do nosso Senhor de poder transformar o mundo e melhorar a vida de todos.

Meus mais sinceros votos de felicidade, saúde e paz a todos vocês que lá no fundo têm sua esperança ativa e acreditam que tempos melhores virão, tendo em mente e espírito que viver em harmonia uns com os outros é melhor e mais propício para manter a humanidade saudável e feliz. Gratidão a todas as almas, encarnadas ou não, mas presentes incondicionalmente na vida de cada um de nós!

# INTRODUÇÃO

> *"A espiritualidade é o elo entre o ser humano e Deus, o que afinca cada um de nós na paz, no amor, na humildade, na fé e no respeito à vida, pois a morte não existe, apenas vivemos através dos tempos para aprender mais os ensinamentos e os princípios divinos!"*
>
> *Entre homens e anjos:* Leandro Augusto;
> Livro: *A essência da vida – O livro dos dias*

Nos dias de hoje, presenciamos pelo mundo afora muitas pessoas vivendo infelizes e insatisfeitas, achando que nada daquilo que tinham planejado para sua vida está dando certo, ou que nenhuma prece feita por elas é atendida, convivendo lucidamente em uma vida que não é sua, ficando, de certa maneira, indignadas e acabando por se entregar ao negativismo da angústia, depressão, insensatez, desrespeito, desigualdade, racismo, ingratidão e atos desumanos como o crime ao seu semelhante e a obsessão em querer sempre se dar melhor às custas das outras pessoas, sem nem sequer se esforçar para conseguir seu trunfo pelo seu merecimento.

Essas atitudes demonstram apenas como somos cada vez mais fracos espiritualmente, ainda mais quando resolvem encontrar um culpado que não seja si próprio, redirecionando essa ação de julgamento àquelas pessoas que nada têm a ver com o devido momento, até mesmo culpando a Deus e a Jesus

Cristo quando não encontram ninguém a culpar. Esses pensamentos indevidos e sem valor nenhum somente nos levam ao contrário dos princípios da vida, levando-nos a atrair diversos tipos de doenças, tanto de natureza crônica como espiritual.

A falta de sensibilidade e motivação para criar nosso próprio campo de defesa, imune a todas as energias negativas de grande risco à vida, nos tornam cada vez mais vulneráveis e com o risco de se sobressair emocionalmente. Isso tudo somente afasta as pessoas de Deus e dos Seus propósitos direcionados a todos, incondicionalmente, com o simples objetivo de ver seus filhos viverem felizes e em harmonia. Ao contrário do que muitos pensam, Nosso Senhor não está aqui para prejudicar ninguém nem para espalhar mais e mais obstáculos a fim de dificultar sua vida; Ele está aqui, acima de tudo, para trazer luz àquelas almas pouco reluzentes, para trazer calor àqueles corações frios por meio do seu amor, para lhes confortar os pensamentos lhes dando novamente a paz de espírito, dentre outras diversas qualidades de caridade e consolo.

Você já parou para pensar que tudo que acontece contigo pode não ser culpa de ninguém, mas somente de você e daquilo que deixou de fazer para proporcionar a sua satisfação de bem para si mesmo e para os outros em geral? Se não pensou ainda, recomendo pensar com carinho e sinceridade nesse ponto de vista até chegar a uma conclusão sensata e perceber que o foco do erro pode ser você. Mas não desista nesse momento, pois você já dera um grande passo admitindo o erro e este mesmo erro não é motivo de se envergonhar, nem de sentir-se derrotado, mas, sim, uma glândula essencial para sua vida, podendo dele buscar os itens que o farão agir certo da próxima vez. O erro é o melhor professor que pode ter para ensinar-lhe e compreender o rumo certo a seguir daqui por diante.

Por outro lado, se você já se posicionou sobre a questão e adquiriu o hábito de buscar pelas respostas dentro de si mesmo, eu só tenho que parabenizá-lo por fazer o certo. Por isso, o aconselho a continuar assim, pois as coisas acontecem de forma branda para nós quando levamos à tona a conscientização dos fatos. Como um exemplo, posso lhe dizer a seguinte expressão: *"quando você faz um pedido a Deus, você acha que Ele lhe concederá este pedido ou lhe dará a oportunidade de conseguir realizar o que pedes, através do seu esforço e merecimento?"* Leve contigo sempre essa incógnita e não se esqueça de buscar sempre dentro de você mesmo – claro que com o pedido direcionado ao nosso Senhor e seus seres de luz para ajudá-lo e iluminar seus caminhos. Não tenha medo de fracassar em algum momento, pois Ele sempre estará contigo. Tudo que pedir modestamente e humildemente um dia há de se realizar, pois você é a cura, Deus é apenas o direcionador para que você possa conseguir aquilo que deseja, se for de seu merecimento.

Eu venho, por meio desta obra, *Vivendo entre homens e anjos*, instruir cada um que em seu livre-arbítrio deseja, ou aceita, entender melhor sobre a questão da conduta de cada um e os motivos que podem nos levar para o lado obscuro da vida e, por meio desses conselhos de grande valia, fazer com que os entenda e que possa compreender a si mesmo. Como pessoa bem instruída no assunto em pauta, posso dizer que estou aqui apenas para ajudá-lo, e não para piorar a situação. Eu mesmo já passei por casos semelhantes e nem por isso desisti de buscar respostas e decidir prestar atenção ao que realmente importa, aquilo que me levou à compreensão da força astral e das virtudes benéficas que ela oferece. Ninguém no mundo é perfeito, somente nosso Senhor Jesus Cristo e Deus, e a Eles devemos, pelo menos, o mínimo de reconhecimento, respeito e gratidão. Não somos perfeitos, nem eu nem você, porém podemos fazer de nossas vidas um pressuposto de perfeição, proporcionando o bem, a caridade, o amor e a humildade em momentos de felicidade, não só para nós mesmos, mas também para os outros.

Ao longo da jornada pela vida, sempre haverá obstáculos e desafios a serem vencidos. O que cabe a cada um de nós, especificamente, é aceitá-los e, contudo, mostrarmos que somos mais fortes do que eles e que podemos vencê-los, pois temos fé e acreditamos na força do grande Mestre e, assim, podemos nos consolidar como guerreiros do universo. Se você tem em mente ser feliz, abasteça seu coração com essa confiança; lute e conquiste a felicidade, pois tudo na vida gira em torno da lei do merecimento. Se você quer algum pedido realizado, almeje-o e corra atrás até conseguir; no entanto, pode acontecer daquilo que deseja não se realizar no momento pretendido. Não desista por isso, tente novamente até merecer, pois uma frase que sempre levo comigo é: *"a sorte favorece aqueles que lutam pelo que querem: mesmo sendo uma questão que requer maior esforço, pode ter certeza que um dia há de se realizar e, quando isso acontecer, não será mais a sorte, mas, sim, a competência que te levou ao merecimento!"*.

Enfim: espero que a obra *Vivendo entre homens e anjos* seja de bom proveito e que consiga abrir e iluminar a mente e, principalmente, o coração de todos; e não somente agora, que se torne uma ferramenta de instrução para todos os dias, sendo útil a você naqueles momentos em que mais precisa.

**Gratidão e boa leitura!**

# SUMÁRIO

1. Corrente de compromisso | 15
2. Essência dos momentos | 17
3. Luz do universo | 19
4. Quem acredita sempre alcança | 21
5. Honra ao mérito | 23
6. Momentos sagrados | 25
7. A magia da vida | 27
8. Olhos da razão | 29
9. Caminhos do Sol | 31
10. Passos firmes | 33
11. Escute a voz da consciência | 35
12. Tem que merecer | 37
13. Eclipse da vida II | 39
14. Valores do dia a dia | 41
15. Questão de conduta | 43
16. O brilho do espírito | 45
17. Ousadia do coração | 48
18. Céu de esperanças | 50
19. Dias seguintes | 52
20. A morte não existe II | 54
21. A voz do seu espírito | 56
22. Sábios que ensinam | 58
23. Vivendo na estrada do destino | 60
24. Campos de orvalho | 62
25. Ventos uivantes | 64
26. Você é a cura | 66
27. O controle da fé | 69
28. Digna virtude | 71
29. Um dia perfeito | 73
30. Uma luz na sua mente | 75

# SUMÁRIO

**31** A flor da vida | 77
**32** Confie em você | 79
**33** Os nossos dias serão para sempre | 81
**34** A lógica da questão | 83
**35** Coragem para viver | 85
**36** Você colhe o que planta | 86
**37** Monte Castelo | 88
**38** Tempos de união | 90
**39** Caminhos de rosas | 92
**40** A evolução além dos tempos | 94
**41** Diamante de sangue | 96
**42** Entre homens e anjos II | 98
**43** Quem tem fé tem tudo | 100
**44** Um amparo de luz | 102
**45** Para todo o sempre | 104
**46** Um belo dia para sorrir | 106
**47** O livro da sua vida | 108
**48** Elementos do universo astral | 110
**49** Rosas de fogo | 112
**50** O hábito de viver feliz | 114
**51** Um servo aprendiz | 116
**52** Uma chance para sempre | 118
**53** Clemência | 120
**54** O poder da fonte | 122
**55** O grito dos inocentes | 124
**56** O suspiro do renascer | 126
**57** Natureza suprema | 128
**58** Sincera compaixão | 130
**59** O Santo Graal | 132
**60** A pureza de um lar | 134

61 Tempo royal | 136
62 O caminho da aceitação | 138
63 No limite do destino | 139
64 Sagrada felicidade | 141
65 Um ser absoluto | 143
66 O milagre dos Alpes | 145
67 O peso do saber | 146
68 Do outro lado da vida | 147
69 Um gesto de esperança | 149
70 Gran familia | 151
71 O sussurro da bondade | 153
72 A passos de gigantes | 155
73 Cordeiros de Deus | 157
74 Um toque de equilíbrio | 159
75 Em busca da felicidade II | 161
76 Um ser em evolução | 162
77 Lágrimas de um anjo caído | 164
78 Amigos para sempre | 166
79 Ilumine seu próprio universo | 167
80 A disciplina da vida | 169
81 Moinhos de ventos | 171
82 Por todo o tempo | 172
83 A perfeição | 174
84 O celeiro do amor | 176
85 Tocando o céu da imaginação | 178
86 Santo domingo | 179
87 A cruz e a espada | 181
88 Carpinteiro do universo | 183
89 Um sorriso inocente | 184
90 Um novo dia para viver | 185

# SUMÁRIO

- **91** Uma grande lição | 187
- **92** Sagittarius | 188
- **93** Eu sou assim | 190
- **94** Hortênsias | 192
- **95** O pulsar do amor | 194
- **96** Um jardim para todos | 195
- **97** A vida de um vencedor | 196
- **98** Medo do desconhecido | 198
- **99** Uma esmeralda no céu | 199
- **100** A lei do coração | 201
- **101** O cego que tudo vê | 202
- **102** Notre Dame | 204
- **103** Dias de glórias | 206
- **104** Vencedor de uma esperança esquecida | 208
- **105** Chamas da esperança | 210
- **106** Somente quando | 212
- **107** O cântico dos anjos | 214
- **108** Tudo passa, jamais acaba | 216
- **109** A vida não há de se calar | 218
- **110** Santo lar | 220
- **111** Quando a vida lhe sorrir | 221
- **112** A vitória em uma prece | 222
- **113** Assim na Terra como no Céu | 224
- **114** Amor, divino amor | 226
- **115** A simetria da vida | 228
- **116** Ele caminha contigo | 230

**Gratidão e até a próxima! | 232**

## 1 CORRENTE DE COMPROMISSO

*"A condição mais importante para se tornar uma pessoa boa e justa para o mundo é apenas ser real e sincero no que diz e no que faz a todos e também para si mesmo, tendo em vista sempre a fé e a esperança dentro de si, formando assim uma corrente de comprometimento para com o Senhor Divino."*

&

Seja justo, seja bom e tenha amor no coração: acredite e use todas essas qualidades em prática do bem ao próximo e conseguinte de sua própria pessoa, pois a cada ato de compaixão e caridade feito a outro ser vivo forma-se mais um elo da corrente de compromisso que forma com Nosso Senhor. Acredite, ela se torna cada vez mais forte e parece não ter fim, porque é de um plano astral universal, fazendo uma ligação infinita dela com você.

Entretanto ela pode enfraquecer ou fortalecer, dependendo do seu nível de entrega e dedicação realizada. Se estiver elevada, pode ter certeza do aparecimento de muitos benefícios que lhe serão proporcionados, como saúde, felicidade, amor, amizade, prosperidade, evolução espiritual, harmonia familiar e sucesso profissional. Mas, por outro lado, se estiver com essa energia em baixo nível, isso pode lhe causar alguns transtornos prejudiciais como uma saúde vulnerável e sensível, baixa autoestima, estresse, alta ansiedade, tristeza, melancolia, um desenvolvimento de ideias abaixo da renda esperada e outras situações que podem levá-lo ao tropeço e fracasso.

Por isso, é muito importante levar e conduzir uma vida plena e feliz, humildemente e amigavelmente. Desse jeito, você sempre terá estabilidade em diversas áreas da sua vida, tanto materialmente quanto espiritualmente, tornando seus dias mais felizes e satisfatórios para você e aqueles que o rodeiam. Mas lembre-se: tudo depende do seu esforço e merecimento.

## 2 ESSÊNCIA DOS MOMENTOS

*"Não se culpe pelos momentos ruins e infelizes por quais passaste, pois eles lhe servirão de experiência e são sua fonte de inspiração onde se pode buscar forças para corrigir e acertar nos momentos próximos que virão. A vida não é formada apenas por tristezas ou alegrias, mas, sim, por um equilíbrio entre essas duas fontes de energia. Porém também temos momentos bons que nos trazem a felicidade, afinal devemos viver numa constante de equilíbrio, entendendo que ambas as energias são essenciais para nossas vidas."*

&

Não desista de viver intensamente só porque em algum momento você caiu e se acha incapaz de continuar. A vida é cheia de altos e baixos e, se caímos, devemos mostrar que somos mais fortes do que uma simples derrota, nos levantar e continuar em busca da vitória.

A vida de um ser humano consiste em dois lados fundamentais: a posição em que está e o seu oposto. Para se ter sucesso e plena consistência, não é indicado saber apenas um dos lados. Devemos compreender o outro também. Se errar em um determinado momento, não o tome como fonte de fracasso e possível desistência ou abandono dos seus ideais. O certo a fazer é procurar o foco que o fez tropeçar e entender qual a razão que consagrou esse erro, tentando aprender com ele uma forma de não mais, pelo menos do mesmo modo, cometer o mesmo equívoco.

O que aconteceu antes não pode ser mudado, pois já foi cravado, escrito na sua história, porém podemos estudá-lo para melhor viver o agora e planejar um final feliz. Nunca é tarde para recomeçar: se você deseja consertar os erros do passado e arquitetar um novo caminho, basta melhorar suas ideias e mudar suas atitudes com disposição para sanar as infelicidades do antes e idealizar novas metas para o presente futuro.

## 3 LUZ DO UNIVERSO

*"Assim como as estrelas brilham intensamente no Céu, você também pode brilhar na Terra, pois seus sonhos e objetivos iluminam a razão do seu universo interior: cabe a você escolher se pretende torná-los concretos ou apenas uma ilusão fantasiada, se escolher pelo sim, poderá transformar o seu mundo em um lugar melhor e aconchegante para se viver harmoniosamente em paz."*

&

Acredite em si e na sua capacidade de mudar o mundo para melhor. Criar e ter novas ideias é uma dádiva que Deus lhe deu, porém fazer com que se realizem é um papel que só cabe a você decidir. Desafios existem para serem vencidos, tudo depende de você e se está decidido a enfrentá-los com convicção ou se apenas vai deixar passar como uma nuvem que se forma e brevemente se desfaz no céu.

Busque o otimismo e a força de vontade dentro de si mesmo, engrandeça essa luz e ilumine seu próprio universo com grandes e belas estrelas com seus sonhos e objetivos. Agigante-se defronte do fardo medonho da incapacidade de conseguir vencer, pois ele só serve para querer tirar a sua vontade de lutar pelo que deseja.

Seja forte, porém humilde e correto, e sempre tente, pois essa mesma energia pode lhe abrir a mente e mostrar novos horizontes para conseguir alcançar seus objetivos. Basta você saber aproveitar as oportunidades concedidas com louvor e sabedoria; assim poderá alcançar seu ápice triunfal, chegar ao topo da montanha e gritar para o mundo: "Eu venci! Eu consegui!".

## QUEM ACREDITA SEMPRE ALCANÇA

*"O universo astral nos reserva tantas maravilhas pelo mundo que o ser humano não é capaz de aproveitá-las completamente, ou até mesmo quase nada, devido à sua ambição e egoísmo pelo poder. Só não vê isso quem não quer, quem tapa os olhos do coração e tende a duvidar de tais bênçãos divinas. Entretanto, para aqueles que acreditam e querem desfrutar de tamanhas belezas dessa vida, basta abrir os olhos da mente e sentir o pulsar do seu coração através dos sentimentos fascinantes que pode alcançar e deslumbrar."*

&

Abra seus olhos e desfrute das belezas que a vida lhe reserva, pois a vida não é composta somente de incertezas e infelicidades, mas também de alegrias que nos vêm além dos tempos. Saiba viver positivamente e com amor no coração. Veja o mundo além do seu horizonte – e não somente aquilo que ele quer lhe mostrar.

Vá mais adiante e explore novas terras, respire novos ares, tenha novos pensamentos e saboreie da felicidade que merece. Pois somente consegue conquistar novas terras quem sai à sua procura, somente consegue ser feliz quem busca a felicidade. As oportunidades lhe são dadas pelo Senhor, é só você acreditar que tudo pode alcançar.

Contudo seja sempre humilde e grato pelo que recebeu e nunca se esqueça de onde veio e pelo que passou para conquistar esse merecimento. Saiba aproveitar e ilumine sua alma que você conseguirá sempre ter uma saúde boa, contemplando uma vida plena e feliz, com uma evolução espiritual mais elevada.

Porém como é transmitido por meio das palavras do nosso grandioso Chico Xavier: *"Cultive sinceridade, aceitando-se como é e acolhendo os outros como eles são, procurando, porém, fazer sempre o melhor ao seu alcance"*. Devemos também nos submeter e aceitar o que nos é indicado com sapiência e dedicação, pois estas palavras nos aproximam mais do Senhor. Todavia tudo que nos é reservado é de nosso próprio mérito porque colhemos com nosso esforço. Daí vem, portanto, o merecimento, mas este só pode ser entregue pela gratidão de Deus para conosco. Faça o bem para receber o bem, assim teremos menos preocupações e aborrecimentos em nossas vidas.

## 5 HONRA AO MÉRITO

*"Não demonstre fraquezas ao longo da estrada: siga em frente, determinado a concluir seu caminho, e continue a proporcionar o bem para as pessoas mesmo que algumas o critiquem pelas ações tomadas, afinal aqueles que menosprezam e lhe lançam críticas injustamente são os que não têm a coragem para agir, enquanto os que agem são verdadeiros heróis corajosos e abençoados pela luz sagrada do grande Criador."*

&

Que o Senhor derrame sobre você um cesto repleto de bênçãos e graças, que receba e saiba como utilizar sublimemente as forças lhe dadas a favor do bem da humanidade, tornando-se um grande guerreiro a serviço de Jesus.

Não tenha pressa em tomar suas decisões ansiando pelo alcance antes do tempo. Escolha com convicção e qualidade no momento certo. Porém não se esqueça de sempre praticar o bem para as pessoas, independentemente de sua razão social ou religiosidade.

Nos mandamentos divinos é determinado que todos são iguais aos olhos do Senhor, pois não existe diferença de cor, raça, religião, crença, se rico ou pobre, todos são filhos de

Deus – e, portanto, o espírito de cada um apresenta uma luz que brilha no seu interior e ao seu redor, uns com maior intensidade e outros com menos.

Consequentemente, cabe aos mais desenvolvidos ajudar os menos entendidos no assunto da vida, preenchendo os espaços vazios que existem dentro de cada um e lhes transmitindo os pensamentos de acolhimento e ajuda para que eles possam resgatar o devido valor da fé e esperança em dar continuidade à vida, com graça e felicidade.

## 6. MOMENTOS SAGRADOS

*"O segredo para se viver feliz é ter fé e esperança, fazendo suas preces e orações durante a noite, para poder desfrutar de um belo dia que virá, com mais alternativas e melhores oportunidades para realizar seus sonhos e alcançar plenamente seus objetivos visados, sendo constantemente gratos. Podemos então descrevê-los como 'momentos sagrados' e esse fenômeno é uma benção sagrada cheia de graças para iluminar cada vez mais nossos caminhos."*

&

Aproveite os momentos. O que quer que tenha pedido em oração, se for recebido por merecimento, aproveite agora porque o tempo não volta e uma oportunidade dessas pode demorar para vir novamente. Nunca houve e nunca haverá um momento em que sua vida não foi o agora. O ontem foi feito para fazer preces para hoje recebê-las e agradecer conjuntamente a melhora para o amanhã.

Existem duas coisas muito importantes para seguir nesse propósito: o motivo e o momento. Você pode ter várias vezes o mesmo motivo, porém não poderá ter o sempre o mesmo momento e não saberá exatamente qual o momento certo, exceto se você pedir em oração e prece pelo que deseja e assim receber grandiosamente por merecimento. Mesmo assim, jamais saberemos quando teremos a realização do pedido; entretanto, jamais podemos desistir de alcançar nossos ideais. Isso significa que todo momento é adequado para pedir, receber e fazer aquilo que se quer.

Entretanto, durante os seus dias, tenha muita atenção quanto ao que pedir e fazer, mantendo em seu espírito um grande elo de força vibracional ligada às energias positivas do plano astral. Isso determina sua consistência vital para que se tenha paz e harmonia ao longo da vida.

## 7   A MAGIA DA VIDA

*"Ficar parado e não colocar suas ideias e vontades em prática lhe dá uma sensação de que todos os dias são exatamente iguais, mas se você caminhar bravamente em busca do que quer e acionar seus pensamentos positivos para melhorias da humanidade, isso lhe dará um motivo pelo qual lutar, tornando um dia diferente do outro, contudo melhor, pois a mágica de viver é sempre batalhar para vencer e esse sentimento procede de suas decisões e das belezas que a vida lhe oferece."*

&

Quem fica parado não consegue chegar a lugar nenhum, não cria um propósito para viver, não desenvolve um sentimento de autoestima, não se familiariza com outras pessoas, fazendo de si mesmo um ponto vazio no mundo como uma rocha que não se move, um ser com vida apenas no corpo material, mas morto de alma. Presumo que não é dessa maneira que você pretende viver, não é verdade?

Creio que você queira ser alguém no mundo, esbanjar alegria, desfrutar das coisas belas do mundo, aprender culturas, esbaldar saúde, ser feliz, ter uma família, dar e receber amor, ser respeitado e respeitável, dentre outras infinitas maravilhas que Deus lhe oferece.

Se é isso o que quer então, faça por merecer e não tenha medo de errar ou fracassar, pois cada dia que amanhece é uma nova oportunidade de recomeçar e tentar novamente. Não deixe de acreditar em você e, principalmente, em Deus, pois Ele nunca deixou de acreditar em você.

Seja mais otimista e fiel. Expresse seus sentimentos com mais dedicação e força de vontade, acredite que você consegue e não tenha medo, pois somente alcança a realização de seus objetivos quem tenta, somente chegará ao topo da montanha quem por ela escalar.

Cultive sonhos e busque as forças para realizá-los dentro de você. Inspire-se nas grandes belezas da vida e terá maior poder de capacidade para a evolução de desenvolvimento de seus ideais. Aprecie a magia de viver e apenas viva deslumbrantemente. Seja você mesmo, agora aprimorado, tome suas decisões sem pensar nas consequências de errar, apenas se esforce e batalhe para acertar! Seja livre para conseguir viver bem e saudável, promova suas ações grandiosamente, ame e seja amado, assim você transforma seus dias um após o outro. Serão dias diferentes, mas com o mesmo propósito: ser feliz!

## 8   OLHOS DA RAZÃO

*"Não abra seus olhos e queira ver somente o que lhe convém, enxergue um pouco além e veja os problemas e dificuldades pelas quais passa o mundo. Assim entenderá e buscará uma solução para você e seus ideais, afinal compreender é mais profundo e intenso do que apenas conhecer."*

&

Não pretenda ver as coisas somente do modo que você acha que deveriam ser, mas, sim, como as coisas acontecem no momento. Sempre tente melhorar, pois a vida do mundo inteiro depende da conscientização de todos que nele habitam. Porém só há uma maneira de fazer isso: aprimorando suas ideias e abrindo os olhos de sua alma, podendo assim alcançar novos horizontes antes não vistos apenas por meio dos olhos humanos.

Portanto você conseguirá solucionar seus problemas quando estiver preparado para expandir a visão do espírito e da razão, ultrapassando a linha astral dimensional que separa o plano espiritual do material, mas não nossas vidas.

Depois disso, você atingirá a capacidade de desenvolver seus conhecimentos e se dará uma oportunidade de melhorar o seu bem-estar e o de muitos que vivem aqui. Dessa forma, você purificará intensamente o mundo e a si mesmo como um guardião da vida.

Afinal, com tudo explicado, é mais correto e produtivo compreender os itens orgânicos e astrais do que apenas conhecê-los, ficando de braços cruzados e olhos fechados, esperando que as coisas se resolvam sozinhas sem você fazer nada. Então se dedique e vá em busca da solução. Promova uma ação de bem para as pessoas e para o planeta que você também se preencherá de razão, fazendo de si uma pessoa mais feliz e iluminada.

## 9 CAMINHOS DO SOL

*"Não se atente, principalmente, a criticar ações errôneas cometidas por outras pessoas. Não se sabe qual o motivo pelo qual cometeram tais atos, portanto tenha a sensibilidade e capacidade de instruí-las para reparar esses danos prejudiciais e não os cometê-los novamente. Errar é humano, porém confortar o coração de alguém tentando lhe mostrar o melhor caminho a seguir é divino. Afinal, onde existir um pingo de fé que seja, sempre haverá uma ponta de esperança. Onde brilhar a luz do Sol sempre haverá vida."*

&

O certo a se fazer quando alguém comete um erro não é criticar tal ato, pois assim você estará se igualando a essa pessoa e, consequentemente, errando também. Pois então o mais correto é tentar fazer dessa pessoa alguém mais fiel, mais esperançoso, a ponto de corrigir tais atos e não os praticar outra vez.

Aconselhe-a a se transformar, para melhor, e, provavelmente, aprenderá com seus próprios erros como ser uma pessoa melhor, mais eficaz e evoluída psicologicamente com um brilho de aura mais intenso e em conjunto com energias positivas.

Arme sua barricada de paz e não deixe o mal transpassar por ela, não use fogo contra o fogo, o mal contra o mal, use e provenha das armas da bondade, tenha seguro em suas mãos o poder da fé e utilize as palavras da solidariedade e do amor para limpar o coração do seu próximo e, assim, purificando o seu também, fazendo cada vez mais seu plano espiritual em um corpo abençoado.

Aprenda a ler as trilhas dos campos do destino e escolha, assim, a rota do caminho que lhe é mais conveniente e benéfico. Faça de si mesmo um foco celular de energias positivas para a inspiração e conversão de outros, modelando, desse modo, um novo pensamento para hoje e amanhã.

## 10   PASSOS FIRMES

*"Grande parte da humanidade vive à base de passos longos e improdutivos por desejar chegar mais rápido e mais fácil ao seu destino, acabando por não chegar a lugar algum. Como sabemos, a pressa é inimiga da perfeição; portanto, acerta quem escolhe caminhar a passos curtos, porém mais produtivos – estes podem, sim, demorar mais tempo ou até mesmo menos, dependendo do seu grau de entrega e dedicação ao caso – para atingir seus objetivos ideais. Para esses, a luz da contemplação será mais forte e satisfatória."*

&

Não tenha ansiedade para chegar ao seu destino porque ele não está num futuro distante, desde que você caminhe em busca dele pacientemente e com um princípio válido – não somente por vaidade e ambição de alcançar o que deseja, assim, com um piscar de olhos ou estalar dos dedos.

Saiba que o tempo é um só para todos, não podendo ser alterado pelas mãos do ser humano. Tudo o que for para você está reservado para o momento certo de receber, a depender do seu nível de esforço, comprometimento, entrega, desejo motivacional e merecimento.

Siga a linha natural do tempo e não tenha pressa em conquistar tudo de uma vez o mais rápido possível. Afinal isso pode vir a prejudicar e retardar o momento de entrega do que deseja. Seja uma pessoa calma e paciente que sabe esperar pelo momento certo, pois uma atitude tomada dessa maneira só há de ajudar e beneficiar com o pretendido.

Não queira ter do seu objetivo idealizado mais velocidade e, sim, mais qualidade, pois quem faz o pedido com mais vontade de chegar o quanto antes o faz com maior quantidade de erros e imperfeições aparentes, enquanto aquele que aceita e segue a linha natural do tempo terá finalizado com mais qualidade e menos deformidades, tendo um melhor rendimento e satisfação.

## 11 ESCUTE A VOZ DA CONSCIÊNCIA

*"Ser é muito mais valioso e promissor do que somente parecer. É de suma importância para você e para todos, então tenha sempre consigo boas ideias objetivas e as coloque em ação visando suas realizações, tendo sempre em vista a contemplação do bem e do amor da consciência humana. Quando tivermos fertilizado em nossas mentes que a voz de cada um é fundamental para espalhar a paz entre todos e que todos juntos podemos amplificar esse sentimento, tornando-nos mais fortes para conseguir viver bem, com harmonia e prosperidade, estaremos, enfim, compreendendo o valor da vida e, assim, transmitindo o mesmo no coração de todos. Afinal uma infinidade de vontades nunca vai superar o valor de uma boa ação."*

&

Assim como o ciclo natural depende da reprodução para continuar, assim como uma planta entende que precisa brotar folhas e flores para purificar e oxigenar o ar, assim como a terra deve ser fértil para germinar árvores e poder produzir nosso alimento, assim como as águas precisam ser límpidas e puras para nos banhar e matar nossa sede, assim também somos nós em relação à vida e seu desenvolvimento de evolução.

Temos que adquirir a conscientização e comprometimento de que precisamos sempre deixar fluir novos pensamentos que sejam benéficos para a nossa existência.

Para que isso possa acontecer, precisamos não só criar ideias novas, mas também colocá-las em prática, desde que avaliadas e confirmadas para sua concretização. Parece simples assim, mas não é, porém não é uma tarefa impossível de ser realizada. Para que tenhamos a capacidade de melhorar, devemos trabalhar conjuntamente com o Plano Espiritual, buscando sempre a melhoria para todos.

No entanto, para termos sucesso em nossas ações, devemos ter princípios de manutenção e realização. Temos, sim, que produzir novas ideias, novos pensamentos para nossa evolução, tanto material quanto astral, pois a nossa subsistência depende de uma boa elaboração dessa criação. Por isso, a importância da consulta, avaliação e aceitação antes de colocá-las em prática.

O importante é você não achar que deve criá-las ou mesmo desistir por um erro inicial: coloque sua mente para funcionar, expanda seu conhecimento e produza. Pois quanto mais pessoas entenderem que isso é de grande importância para nós, mais criatividades aparecerão. Pode acreditar que isso é muito útil para podermos continuar seguindo em frente.

## 12 — TEM QUE MERECER

*"Ter uma vida tranquila e de sucesso não é uma mera coincidência, mas, sim, o resultado da conquista do merecimento por seu esforço realizado. Acorde todos os dias com a motivação e idealização de que você consegue, que pode conquistar e realizar todos os seus pensamentos e sentimentos positivos, deixando o negativismo de lado ou até mesmo vencido: assim conseguirá atingir todas as suas metas e ter, e manter, sua vida cada vez melhor."*

&

O que pode impedi-lo de viver bem e prosperamente não é a falta de oportunidades nem as dificuldades pelas quais pode passar, mas, sim, a sua própria falta de entusiasmo, de criatividade e confiança em si mesmo, enfraquecendo, assim, a autoestima e a capacidade de poder criar e realizar suas ideias e objetivos.

A solução para essas adversidades que visitam constantemente sua vida é ter fé em si mesmo e acreditar esperançosamente no poder do Senhor e seus enviados de luz, que estão presentes dentro de si apenas para ajudá-lo a resgatar suas qualidades e capacidades que, em certos momentos, podem estar obscuras e sem força.

Acredite mais que você pode conquistar, erga novamente a espada e não dê a batalha como perdida por seu lado.

Clame e grite com força, bravamente expressando e colocando para fora toda aquela energia negativa que até então o enfraquecia e tornava a sua vida de prosperidade mais lenta ao caminho da realização. Mostre a você, e a todos, que é capaz de conseguir alcançar seu objetivo final e que seus sonhos têm valor para serem realizados e, além disso, vistos e admirados por muitos.

Afinal de contas, o merecimento é individual, mas direcionado a todos que você deseja ajudar. Porém ele deve ser batalhado para se conquistar, pois sem esforço nada conseguimos; portanto, faça um resgate energético e fortaleça, promissória e decididamente, a luz envolvente de sua aura.

## 13 ECLIPSE DA VIDA II

*"A beleza deslumbrante da aurora fortalece nossos corpos vitais e favorece aqueles determinados a conquistar seus objetivos de fazer do dia um momento melhor para viver; contudo, o pôr do sol também tem sua função de grande valor e importância, que é relaxar e amenizar toda a dor decorrente do cansaço causado pelo esforço de mais um dia de luta, preparando tanto seu corpo quanto o espírito com energias positivas para que possa retomar e concluir o dia de amanhã."*

&

Embora todos nós saibamos que devemos viver um dia de cada vez, para se conseguir uma boa produtividade do corpo e espírito, são poucos os que conseguem seguir adiante. Muitos acreditam que para se ter uma vida melhor é preciso se esforçar além da conta, desgastando excessivamente suas propriedades vitais que os mantêm em pé e não as repondo devidamente. Esse pensamento é inadequado para sua manutenção e suporte diário.

O mais sensato a fazer é definir uma expectativa de vida e seguir a linha que lhe trará benefícios. A maneira mais fácil para isso é pela própria conscientização, aceitando o princípio de que cada um tem que trabalhar a mente para melhor produzir em valor do corpo físico e espiritual. Contudo também devemos recarregar as energias benevolentes que foram utilizadas durante todo o dia, um dia após o outro.

Receber a força inspiradora da aurora é de grande valia para sua disposição, obtendo maior produtividade, mas saber que temos que nos reservar para uma recuperação energética é indispensável a cada um. Esse momento acontece com o pôr do sol. Essa é a melhor ocasião para se repousar e, consequentemente, recuperar as energias positivas e energéticas, podendo, assim, revitalizar seu corpo para um melhor desempenho no dia seguinte.

## 14 — VALORES DO DIA A DIA

*"Não queira ser diferente das outras pessoas. Apenas faça o diferencial entre elas sem comprometer sua humildade e jeito de ser, ainda sendo você mesmo, uma pessoa do bem. Seja autêntico e original ao mesmo tempo que tradicional e também compreensivo, grato e amoroso, alguns dos mais influentes valores da vida que cada um pode ter. Todos os dias são santos e merecem nosso respeito, mas a vida em si é feita de oportunidades e desafios a serem vencidos, sendo todos os momentos importantes e abençoados por Deus. Por conseguinte, é você que decide quando lutar por seus sonhos e objetivos, mas não demore a tomar sua decisão: essas mesmas oportunidades podem perder forças por falta de comprometimento ou atitude, tornando-as mais enfraquecidas e lentas para quando retornarem."*

&

Querer se tornar uma pessoa diferenciada das demais apenas por ambição e vaidade é um dos atos mais errôneos que você pode cometer em vida. Dessa maneira, você causará uma grande e prejudicial escassez no curso natural do tempo e espaço, o que pode fazer da sua vida um colapso real do cronograma vital de sua existência.

Se tem em mente ser alguém por quem muitos se impressionam, o caminho a seguir deve ser outro, o caminho da evolução astral que lhe concede ter uma vida material mais satisfatória e orgulhosa. Antes de tudo, você terá que tomar uma decisão de comprometimento consigo mesmo e com Deus para saber lidar e evitar as tentações maléficas que surgirão ao longo do tempo. Esses são considerados os desafios da sua cadeia temporal, sempre presentes para testá-lo. Nesse momento, cabe a você demonstrar que é forte e resistente a ponto de vencê-los e merecer o direito de defender seu posto, ou apenas se entregar e desistir da façanha de poder ser uma pessoa de grande respeito, admirada por si, pelas demais pessoas e também pelo mundo espiritual.

Concluindo: aquele que deseja colher a bondade, antes terá que ter boas mãos para plantar e se dedicar à germinação e boa colheita da bondade. Então, seja você mesmo e não queira mudar de personalidade, pois um herói de verdade não muda de face nem esconde o rosto. Um herói de verdade pensa no melhor para todos. Mesmo que, por um impasse, tenha que melhorar sua postura e suas atitudes, no final sempre será um grande herói.

## 15 QUESTÃO DE CONDUTA

*"Quando decidir seguir novos rumos e tomar outras atitudes para melhorar sua conduta de vida, primeiramente você tem que buscar e encontrar a fonte dos erros e questionar sobre o que lhe fez errar e fracassar anteriormente. No entanto, você não pode, e nem deve, encará-los de frente. Antes, tente compreender a fonte de seus erros para poder seguir uma nova postura vitalícia e personalidade individual. Não reaja, aja! Isso é conhecido como mudança de comportamento."*

&

Não importa em que época se esteja vivendo, nem se está passando por dificuldades ou não: o essencial para se conseguir uma vida promissora de paz e felicidade é manter uma boa mente, limpa de qualquer culpa ou adversidade contrária aos seus propósitos e princípios de conduta de comportamento.

Se você cometeu erros ou fracassou em algum momento, o mais prudente a fazer é corrigir, ou, melhor dizendo, recomeçar de um modo certo e aplaudível. Desistir jamais! Provavelmente, sentirá sua aura espiritual um pouco apagada, pois sua intuição e confiança poderão estar em um nível de desenvolvimento baixo. Para reparar esse dano que apenas retarda os passos para sua evolução, é preciso sempre manter sua vontade de vencer. Não se entregue em nenhum momento: seja firme e busque no seu "eu interior" as respostas e soluções para resolver suas controvérsias.

Procure pelo foco inicial do problema e o analise com alta convicção para aprender com ele e, assim, fazer agora do jeito mais acertado possível. Não deixe para depois o que pode fazer hoje, corrija seus erros por meio de novos acertos. A hora é agora. Em qualquer situação e momento, você deve oferecer o melhor de si mesmo, assim conseguirá viver todo o bem reservado a você ao máximo que puder. Não se arrependa dos seus erros: tome-os como ensinamentos, pois sem eles não poderá cometer acertos.

## 16 — O BRILHO DO ESPÍRITO

*"O Sol nasce para todos, somente aqueles com determinação e vontade de viver podem recomeçar um novo dia em busca de sucesso e felicidade com seu brilho. Somente esses conseguem vislumbrar sua beleza e seus benefícios. Florir seus pensamentos é dar vida aos seus sonhos, espalhando seus conhecimentos ao máximo e tornando possível a realização de seus ideais. Seja sempre humilde e apenas desfrute daquilo que a vida tem a lhe oferecer; tenha orgulho de suas atitudes, pois, se errar com elas aprenderá a acertar e, contudo, se com elas acertar, se felicitará."*

&

Somente aqueles que forem penitentes às leis do Senhor, contendo em seus corações a pura fé, a crença verdadeira e a singela humildade em querer viver sabiamente, terão a oportunidade de um novo e majestoso recomeço, a chance de alcançar tudo aquilo que deixaram escapar pelas suas mãos em tempos passados, precários de alma. Entretanto, para esse fato poder ser sapientemente concluído, é preciso que o ser que escolher esse novo rumo, esse estilo de vida, aceite de bom coração as novas, mas tradicionais, regras do consulado real do plano astral.

Deve em todo momento, ou ao máximo que puder, gravar e defender que é um filho de Deus e, sobretudo, não desrespeitar a sua moralidade e nome. Há aqueles que já vêm ao mundo sabendo desse propósito espiritual, então é mais fácil de segui-lo, pois já têm em mente o verdadeiro motivo por que vieram ao mundo e o seu devido lugar aqui, sabendo desde antes o seu papel e função da sua vinda ao mundo material. Porém também existem aqueles que chegam ao mundo sem se recordarem quem foram e, muito menos, o que estão fazendo aqui. Será que estamos aqui só para viver por viver e depois tudo acaba? Será que tudo isso tem um princípio? Ou será mesmo que existe um valor real e propósito contundente para estarmos aqui?

Para estes que ainda contemplam essas dúvidas, eu tenho o prazer de explicar, mas as respostas vocês terão que buscar dentro do seu "eu interior" e também no seu "eu superior". Agora, respondendo às indagações que muito atordoam a mente do ser humano, o que posso dizer sobre esse assunto é o seguinte: primeiramente se deve criar uma cadeia de crenças e nela confiar. Não é necessário que você tenha uma religião específica, apesar de que isso possa ajudá-lo muito nesse momento, mas é preciso que tenha no seu ímpeto o sentimento de acreditar em Nosso Senhor, pois Deus pode ter vários nomes, mas Ele é um só para todos. O importante é saber que Ele é por todos e está entre todos independentemente de onde você está ou quando você está.

Em seguida, dedique-se a buscar as respostas que procura onde menos espera, no seu vazio interior: escute no seu silêncio as palavras da sua consciência, pois são elas que têm mais valores e razões. O faça com determinação e comprometimento às forças divinas que ali então encontrará suas respostas. Confie na sua intuição, que dará uma luz para seu caminho e fortalecerá o seu instinto. Não deixe de acreditar nos seres de luz, que são mensageiros diretos do nosso Senhor Jesus Cristo, e muito menos em você e na sua capacidade de desvendar seus mistérios sobre a vida. Carregue sempre consigo a força da fé, da humildade, da caridade, da esperança em vencer e do amor incondicional, sem nunca se esquecer de ser grato pelo que tem e pelo que ainda terá a receber, porque tudo depende do seu merecimento.

Se isso tudo anteriormente explicado não for o suficiente, então se pergunte, pois por meio das perguntas surgem as respostas para tudo. Qual o motivo do passado e da história nela guardada se não tivesse fundamento para o nosso futuro e, principalmente, para o nosso presente? Por que às vezes eu sinto que algo no presente; no momento já me aconteceu, mas não me lembro disso? Por que eu acho que já estive aqui nesse local, mas nunca estive aqui antes? A resposta é simples e clara, são lembranças de vidas passadas que você viveu em outros tempos e que acaba de resgatar lá no fundo da sua memória.

Já percebeu que em certas noites você sonhou com um ente já desencarnado ou com algo que o fez se sentir muito bem e, de repente, você acordou e ficou em dúvida se aconteceu mesmo ou foi apenas um sonho? Então pode acreditar que foi real e que aconteceu esse fato astral, pois quando repousamos é o momento em que mais nossos espíritos trabalham e também recebem visitas de outras almas, que denominamos como anjos da guarda ou mentores espirituais, que vêm para aliviar nossos corações e passar algum tipo de mensagem a fim de nos ajudar.

Contudo só posso resumir a você que a vida é uma só. Apenas trocamos de corpos ao longo dela e, se quiser aproveitar as belezas que a vida lhe oferece, basta abrir os olhos e desfrutar dessas maravilhas que lhe foram ofertadas. Mas nunca se esqueça de agradecer por aquilo que receber, pois tudo tem propósito e nada acontece por acaso. Aproveite a vida e aprenda a viver com orgulho, abra os olhos e enxergue a luz da alma, pois ela lhe trará a felicidade e paz!

## 17 OUSADIA DO CORAÇÃO

*"Uma das maiores e melhores qualidades que temos é a ousadia de podermos nos aventurar por nossa jornada em busca de novos horizontes para conseguirmos viver melhor. Porém não é a chegada que importa mais, e, sim, a conquista de cada passo que damos pelo caminho da vida. Então encontre no fundo do seu coração um grande motivo para viver, seja forte perante suas decisões e consiga conquistar seus objetivos ao longo da estrada. Assim compreenderá o quão importante é agradecer e viver bem por todos os dias."*

&

Conquistar uma vitória é muito bom, um momento sublime para cada um de nós. No entanto, devemos dar mais valor a todo o esforço que demos para conseguir chegar até lá, no topo da montanha onde a luz do merecimento brilha mais forte e intensamente. Temos que aprender a dar um passo de cada vez, mesmo que eles se mostrem difíceis de completar.

Com as dificuldades dos obstáculos que encontramos no caminho é que valorizamos mais nossos esforços, e é naquele momento que apelamos pela ajuda dos seres de luz por meio de nossa esperança e fé, entendendo assim sua preciosidade e o quanto dependemos deles. Podemos nos esquecer deles, o que é um erro, mas eles nunca desistem de nós. Resgate dentro de si mesmo esse valor e viva melhor com seu coração mais leve e livre de negatividades que somente tendem a preocupá-lo e atrasar seu ciclo de vida. Seja mais forte e determinado a vencer seus desafios, eliminando então o seu medo de ser feliz. E lembre-se: aquele que tenta alcançar tudo do jeito mais fácil e simples acaba tropeçando nos seus próprios pés, pois ali não se encontra a verdade da dedicação e do merecer, apenas o ego e ambição em querer vencer. Essa atitude não é digna de aplausos e elogios, muito menos de orgulho de si mesmo e admiração por todos, principalmente do nosso Senhor que sempre esteve ao seu lado.

## 18 CÉU DE ESPERANÇAS

*"Embora o céu esteja nublado e derramando vários pingos de chuva, parecendo chorar, na verdade, está é lavando nossas almas e nos estimulando a acreditar na vida, nos mostrando que tudo pode melhorar e que novos dias virão, ensolarados e floridos de alegrias, cheios de prosperidade e paz. Isso nos faz acreditar no quão importante é ter gratidão pelo que temos, sabendo que devemos lutar para receber. Sempre depois da noite vem o dia abrindo seus olhos para novas atitudes e sempre após a tormenta reina a paz da calmaria, sendo ambos fundamentais para nosso convívio. Afinal tanto o Sol quanto a Lua brilham com intensidade divina, irradiando-nos muitas energias positivas."*

&

O mesmo céu que lança raios de Sol para lhe dar maior imunidade e proteger de perigos também é responsável por mandar a chuva para fazer florir a natureza, ofertando-lhe alimentos naturais para uma melhor sobrevivência. Dependemos tanto de um quanto do outro, então é de grande relevância que preservemos a nossa mãe Terra. Afinal esses componentes são enviados do plano astral, de onde vem todo o nosso conhecimento sobre a vida e a preparação para nos proteger e viver em equilíbrio constante além dos tempos.

Não adianta querer se beneficiar apenas de um elemento, pois esse sentimento pode e deve lhe ser desproporcional, podendo ser prejudicial à sua vida. Por outro lado, é obrigação de cada um de nós saber a lei básica para a nossa existência, que é compartilhar e ajudar uns aos outros como podemos. É exatamente isso que acontece com a natureza: um elemento compartilhando com o outro para termos a oportunidade de viver com uma saúde melhor e com uma alma mais evoluída, pois as energias astrais que recebemos não servem apenas para a conservação do seu corpo físico, mas também para o fundamento educacional do seu espírito. O que quero dizer é que com um corpo mais saudável você adquire mais motivação para aprender a arte natural da esperança, aprende como fazer com que ela se torne parte de você e como aproveitar esse benefício para acreditar e poder melhorar seu jeito de ser e viver com mais amplitude e sabedoria.

Os elementos essenciais da natureza são de extrema importância para nossa forma física, assim como indispensáveis para a forma espiritual. Assim como o Sol e a Lua, além dos demais astros infinitos que existem no universo, são de grande eficácia para a manutenção do planeta, o planeta também é de grande valia para o ser humano, alimentando igualmente o físico-material, o mental-emocional e o espiritual.

## 19 DIAS SEGUINTES

*"Se você pretende viver tudo igual ao que era antes, somente vai ficar alimentando lembranças, o que é impossível, pois a vida é composta de novos momentos a serem contemplados. Entretanto é possível viver melhor em novos dias com novos horizontes a serem conquistados. Agora você tem mais experiência e um espírito mais evoluído, podendo usar melhor seus conhecimentos e capacidades para caminhar por sua jornada, tornando sua vida mais fácil e realizando o que antes parecia improvável."*

&

É muito gostoso viver bons momentos e recordar com carinho e satisfação de que estes momentos foram aproveitados com muita alegria. Não se repreenda por eles porque isso pode atrasar a sua linha contínua para o desenvolvimento e evolução da vida. Não sinta que é necessário apagar essas lembranças, apenas coloque-as em um baú de felicidades, uma espécie de arquivo espiritual e se lembre delas sempre que achar preciso.

Há dias em que nos sentimos tristes ou até mesmo com uma energia negativa acima do normal, querendo ficar sozinhos para melhorar, não é verdade? Pois bem, são em horas assim que podemos buscar nessas lembranças a força feliz para reerguer o nosso astral, criando um vínculo curativo para nós.

A lembrança é um remédio extremamente eficaz para seu corpo físico, mental e, principalmente, o emocional, desde que usada moderadamente, sem ter que se desligar do seu mundo real excessivamente. Portanto, desfrute bem das propriedades benéficas que ela o disponibiliza, mas não exagere: continue vitalício em suas atividades diárias, produza novas ideias e realize mais em prol da sua diversão e satisfação interior, pois antes você presenciou e viveu aquelas glórias, mas agora está mais experiente com a capacidade de ocasionar novos momentos idênticos àqueles ou até melhores. A imaginação é sua. Faça dela uma ferramenta para proporcionar a si, e aos outros, novas alegrias.

## 20. A MORTE NÃO EXISTE II

*"Se uma pessoa tem medo de morrer é porque ainda não sabe o quão maravilhoso é viver, tendo dentro de si a força para enfrentar novos desafios e alcançar novas metas. Viva deslumbrantemente bem-intencionado a cada dia e orgulhe-se de ser você, aprendendo, assim, o grande valor da vida. Afinal eu sempre prego que a morte não existe, o espírito é a vida eterna e a fé sua essência principal: apenas trocamos de corpo para termos mais vitalidade para continuarmos em frente além dos tempos e evoluirmos cada vez mais."*

&

O corpo humano tem sua validade determinada, ou seja, adquirimos um novo quando nascemos, porém ele se desenvolve e cresce com o passar do tempo, assim frutificando uma força para o sustento, se mantendo ativo por muitos anos, enfim, chegando a um ponto onde começa a enfraquecer e, carecendo de cuidados especiais, acaba a vir ao seu fim de vitalidade, conhecido como óbito do corpo físico.

Apesar de tudo isso, a morte do espírito não ocorre, sendo contínua por tempo indeterminado, o que quer dizer que não padece e falece, apenas parte para um plano superior a este, aguardando a oportunidade e decisão do Senhor supremo para retornar e continuar cumprindo seu papel, sua jornada sem fim.

Muitos podem se perguntar e indagar se esse fato é mesmo real ou não, mas outros também mais evoluídos espiritualmente conseguem aceitar normalmente essa questão. Vou explicar do jeito mais simples possível para você entender.

Por exemplo: você já sentiu em sonhos ou até mesmo em momentos de reflexão que já fez algo, mas na verdade não se lembra de ter feito? Nem quando, nem onde ou por que esteve naquele lugar e data? Já teve a sensação de ter surgido por meio de uma imagem instantânea que já participou de tal evento, sem nunca ter feito tal façanha? Isso parece um pouco complicado, mas, na verdade, é simples de entender. Pois bem, o que ocorreu realmente foi um reflexo imediato de algo que você já passou, ou seja, já viveu. Não nesta vida, mas em outras e em época diferente. Isso pode acontecer frequentemente, ou com menos frequência, tudo depende do grau de evolução do seu espírito. Se for mais evoluído, pode ocorrer em quantidades maiores, pois você já está mais preparado e aceita normalmente o fato; se seu nível de evolução for menor e entender como uma simples coincidência, então o caso acontecerá em menor número de vezes.

Por conseguinte, você estará sempre à mercê desse acontecimento e é muito bom conhecer e se prover desse assunto para não se sentir perdido ou sem saber como agir quando acontecer. Esteja preparado e se sinta apto sobre essa questão, preparando-se e esperando por um novo acontecimento desses. Assim reagirá naturalmente diante disso.

## 21 A VOZ DO SEU ESPÍRITO

*"Aquele que prefere não acreditar em seus erros e fracassos de alguma forma está apenas retardando seu processo evolutivo do tempo, pois eles existem no nosso cotidiano e deles podemos tirar as soluções para a próxima vez acertar em novas decisões e ações. Escute a voz da razão que existe dentro de você e confie nas suas atitudes, afinal cada dia é mais uma chance de recomeçar e uma nova oportunidade de acertar na vida."*

&

Na escola, você aprende com professores bem instruídos a resolver questões para solucionar uma pergunta, porém se a sua resposta for incorreta, mesmo assim você não desiste e continua tentando, não é verdade? Na lição da vida, acontece da mesma maneira. No entanto, muitos não consideram assim, preferindo não dar continuidade ao dito caso, escolhendo a desistência logo de cara, no primeiro erro. Isso é errôneo, pois você estará apenas menosprezando e enfraquecendo sua capacidade de desenvolvimento e evolução.

A ocasião determina o apreço da razão! Melhor dizendo, se você comete um erro ou fracassa em um determinado ato, não deve levar essa situação como um sinal para desistir, mas, sim, como um item que o leva a reavaliar a questão e encontrar o ponto onde fez errar e refazer, podendo da próxima vez agir corretamente.

Não tenha seu erro como propósito principal da sua fraqueza. Torne-o um motivo para tentar novamente até conseguir alcançar seu êxito final. Confie e mostre a si mesmo que sua coragem em vencer é maior do que seu medo de perder. Ninguém nasce sabendo andar: isso conseguimos por muitas tentativas, engatinhando aos poucos até nos sentirmos aptos a dar os primeiros passos. Mesmo que ocorram os tombos, nunca desistimos de nos levantar e tentar de novo, até, por fim, conseguirmos. Tome esse sentido de esforço e perspicácia nos dias de hoje e, se cair, levante-se e tente mais uma vez até conseguir, intitulando seu princípio de que se você pode errar, também pode acertar.

## 22 SÁBIOS QUE ENSINAM

*"Se os velhos experientes e sábios anciãos não tomarem a iniciativa para progredir, quando será dada aos nossos filhos a oportunidade de aprender e prosperar na vida? Manter os princípios da igualdade e respeito além dos dias é o que deixa um legado espiritual de pé por muito tempo. Portanto, confiar é um método muito transparente de ensinar uma nova geração e que dá grandes resultados para uma vida de harmonia, constância plena e respeito entre todos. Devemos acreditar que confiar é uma grande forma de saber amar."*

&

Tomar decisões visando a prosperidade é o primeiro passo para construir uma sociedade amena e pacífica, com harmonia entre todos. Mas, antes de tudo, isso depende da iniciativa de alguns mais experientes e do respeito e comprometimento de muitos outros que estão ali com a disposição de aprender corretamente e passo a passo o que lhes forem ensinados, para dessa maneira poderem ensinar lá na frente a outras pessoas e novas gerações.

Sábios ensinam àqueles que desejam aprender! Acrescentar essas palavras como uma inspiração e motivo real para a produção do bem e da paz do mundo é uma atitude de muita sabedoria e coragem do ser humano, mas de grande valor na vida de cada um. Essa atitude transforma você, ainda uma criança inocente, novata em suas ideias e objetivos, em uma pessoa certa e incisiva nas escolhas pelo seu caminho e como segui-lo.

Apesar de tudo isso parecer, aos olhos nus de muitos, uma questão complicada de se resolver, na verdade é muito simples de ser entendida por aqueles que colocam a fé e a esperança, acima de tudo, como um tópico muito importante para nossa subsistência. Basta confiar naqueles professores da vida que estão aqui a fim de nos preparar para um futuro melhor e para acreditarmos em seus ensinamentos. Uma mente sábia está muito mais propícia a alcançar o sucesso e a satisfação perante todos os dias, adquirindo a forma intelectual da sua mente e espírito mais elevados a cada ponto de maior entendimento e compreensão do real saber sobre a vida e o quanto somos dependentes dela.

Contudo, para conseguir esse ápice extraordinário, não podemos nos esquecer de ter a sensibilidade de escolher bem e entender o quão importante esse fato é para cada um de nós, tendo dentro de si o comprometimento e respeito entre mestre e discípulo. Ensinar é um gesto muito satisfatório, mas querer aprender sinceramente é um caso de responsabilidade, aptidão e respeito ao próximo. Ver que seus ensinos não foram em vão, que estão sendo seguidos à letra, lhe dá um orgulho maior ainda, gratificando-o com esse sentimento de papel cumprido.

Para ter uma vida suave, com harmonia e paz entre todos, é preciso que cada um tenha alta inspiração e vontade de aprender e planejar seu futuro, e, além do mais, saber glorificar seu passado.

## 23 VIVENDO NA ESTRADA DO DESTINO

*"Se você pretende alcançar grandes metas e expectativas ao longo da estrada da vida tem que abrir mão de coisas supérfluas e sem valores, que o prendem à vaidade do passado. Dessa maneira conseguirá forças ideais para concluir o pretendido. A consciência de cada um é o grande influenciador para sua decência espiritual, ditando as regras para uma conduta humana, seja boa ou ruim, basta você escolher o seu rumo a seguir. Aliás, cada um é o rei do seu próprio destino."*

&

Cada pessoa tem seu livre-arbítrio para decidir o que fazer, quando fazer e como fazer. No entanto, o que você escolher gera sua conduta de personalidade, sendo sua vida de agora grande influenciadora para o sucesso, ou não, de seu futuro.

A consciência é a melhor ferramenta que cada um pode ter, portanto faça da sua a melhor aliada em combate dos seus medos e criação de novas metas objetivas. Você mudará, consequentemente, suas realizações ideais. Ter a qualidade para assimilar quais as decisões certas a serem tomadas é um dom que nasce conosco ou podemos adquirir com o passar do tempo, porém de grande ajuda e benefício em quem nos tornaremos.

Você dita as regras do seu próprio destino, pois ele é escrito a partir das suas palavras, com suas próprias mãos. Ninguém pode fazer as escolhas importantes da sua vida por você, tomando o seu lugar, mas certas pessoas sempre vão querer influenciá-lo a fazer más escolhas, porque são indivíduos de baixo valor sentimental e fraqueza no coração. Por isso, é de extrema importância escolher seu caminho adiante e saber, concomitantemente, como conduzi-lo, pois, suas escolhas definirão o tipo de pessoa que será daqui por diante.

Então, independentemente das escolhas que fizer, é de alta índole que faça com completa convicção do que causará para seu futuro presente. Escolha bem para o seu bem, afinal, cada ação gera uma reação e cada caminho leva a um destino, mas todos os rumos levam a um só lugar, às mãos do Senhor.

## 24 CAMPOS DE ORVALHO

*"Em vez de reclamar dos problemas e dificuldades pelas quais passa, agradeça pela vida que tem e aproveite as coisas boas que ela lhe oferece. A insatisfação atrai o negativismo e, com ele, surgem complicações de saúde, tanto no corpo físico quanto no espiritual. No entanto, se você agradece pelo que tem, energias positivas surgem e, com elas, a vontade de viver bem e saudavelmente, atraindo ao seu campo astral e emocional mais felicidade e amor para continuar vivendo em harmonia e paz."*

&

A reclamação é um agravante para a insatisfação pelo momento que está passando, aumentando seus problemas e dificultando cada vez mais sua vida. O motivo que o leva a reclamar não é a saída para solucionar as adversidades que acontecem contigo, mas, sim, uma fraqueza instantânea que o leva ao fracasso. Afaste essa força negativa que somente atrai para perto de você complicações para sua saúde física e emocional, prejudicando sua aura e o afastando da sua paz de espírito.

Uma solução óbvia para seus problemas, porém muito pouco utilizada pelos mortais, é ver tudo aquilo que por você já foi conquistado e ter gratidão por isso. É mais fácil reclamar colocando a culpa em terceiros do que admitir seu próprio erro, mas no final das contas percebemos que é a maneira mais ineficaz que existe de se lidar com seus problemas, pois além de tudo a indignação vai sempre estar ali ao seu lado, o acompanhando por onde você for – mesmo quando resolver tomar um caminho diferente e decidir eliminar essa tormenta.

Como resolver essas variações que o incomodam constantemente? É simples e nada doloroso. Basta você parar por alguns instantes e refletir sobre o ocorrido que o perturba tanto, procurar e encontrar dentro do seu "eu interior" o foco onde se iniciou o fato adverso e se questionar sobre o que causou tal dano, aquilo que o fez errar. Em sequência, deve reformular uma nova tentativa, mais elaborada dessa vez, buscando pelo sucesso.

Quando você tomar consciência de que todas as soluções estão nos seus erros e decidir aprender com eles para não os cometer novamente, perceberá que toda aquela negatividade desaparecerá, tornando-o uma pessoa com a mente mais aberta e fazendo de você dominador e não dominado, de seus medos, trazendo de volta para si a sensação de viver bem e satisfatoriamente sua vida.

## 25 VENTOS UIVANTES

*"Se sentir uma leve brisa transpassando por seu corpo, acompanhada de um aroma suave de flores, não se preocupe: apenas aceite de bom coração, pois você estará nesse momento recebendo os ventos uivantes de Jesus o abençoando, indicando o caminho certo a seguir e quais as decisões acertadas a tomar, iluminando sua jornada em busca da felicidade."*

&

Os conselhos enviados a você por nosso Senhor podem vir de várias formas e com uma grande diversidade de significados, nunca para prejudicá-lo, mas, sim, beneficiá-lo. Essas mensagens lhe são entregues por meio de mensageiros da paz por ações da natureza como o canto suave e agradável de um pássaro, uma serenata envolvente dos ventos ou das águas caindo de uma cachoeira ou quebrando nas ondas do mar; pelo aroma das flores que o encantam ou até mesmo quando se tem um sonho bom, dentre outras infinitas maneiras.

O importante é você aceitá-las com grande gosto e ter prazer em aproveitar essas bençãos divinas. Faça desse instante um momento especial para sua vida, siga suas instruções com afinco e deslumbre o poder nelas contido, pois podem lhe fazer uma grande diferença no quesito de viver e seguir em frente.

Deus não resolve todos os seus problemas, Ele lhe dá a oportunidade para poder solucioná-los e viver em harmonia consigo mesmo e com todos aqueles que o cercam. Essas oportunidades para poder fechar as feridas são carinhosamente enviadas, mas a decisão final fica a seu critério e somente você pode escolher aceitá-las ou não.

O Senhor lhe mostra vários caminhos, mas é você que escolhe qual deles seguir, podendo ser o certo ou não. No entanto, sendo bem ou mal escolhido, saiba que Jesus Cristo sempre estará ao seu lado o guiando para entrar no caminho certo e mostrando qual rumo será o melhor para sua vida. Você pode até não acreditar Nele, porém Ele acredita em você. Quando decidir aceitar Sua ajuda, Ele lá estará, pronto a ajudá-lo.

Aceitar Deus no coração é ter sapiência em suas escolhas. Entretanto, quanto mais resistir ao poder da sua fé, mais atrasará seu ciclo de vida, tornando mais lentas as pegadas pelo percurso que o leva à superação e à felicidade. Aceite essa divindade o quanto antes e perceberá o quão maravilhoso e mais saboroso será viver a partir daquele momento. Seja devoto e tenha sempre gratidão por toda a mudança que Ele proporcionou em sua vida.

## 26 VOCÊ É A CURA

*"Encontre dentro de si o poder da cura vital para prosseguir lutando pelos seus sonhos. Inspire-se em grandes nomes que sempre lutaram, e sempre lutarão, em prol do bem e da paz da humanidade. Banhe-se da luz do divino Sol. Faça dos seus ideais um propósito motivacional para continuar caminhando com sabedoria pela rota da vida. Assim encontrará o amor, saúde, livramento do espírito e felicidade."*

&

Muitas pessoas, quando contraem algum tipo de doença ou anomalia do corpo, apelam exclusivamente aos remédios químicos, sem saber que a verdadeira cura está dentro de si mesmo. O ser humano é composto de corpos e anticorpos que, ao mesmo tempo que atraem problemas de saúde, também põem em funcionamento a resistência para combater esse corpo variante.

Ao contrário das opiniões da maioria das pessoas com complicações de saúde, que tentam buscar a solução na química artificial, o melhor remédio, desde os primórdios – até hoje e assim será para todo o sempre – somos nós mesmos. Pois cada corpo é um corpo e cada sistema corporativo é diferente do outro, chegando à conclusão de que ninguém conhece melhor ele do que nós mesmos.

Claro que existem exceções que requerem maiores cuidados, obrigando a pessoa a ser avaliada por médicos clínicos para detectar e resolver o problema. Mas não se enganem achando que para todos os casos o melhor a fazer é ingerir grandes quantidades de remédios pensando que resolverão. Drogas em excesso podem causar a dependência permanente e isso não é bom para ninguém. Sempre que possível, opte por medicamentos naturais ou produzidos dentro do seu próprio corpo. Estes são mais eficientes e de melhor resultado, porém seu corpo pode estar em fase de produção abaixo do necessário, levando à persistência do vírus, o obrigando então a ser tratado por um profissional da medicina convencional.

Use esse recurso somente em último caso, quando a avaliação por um médico legal for indispensável. Caso contrário, faça a escolha por um tratamento natural, sendo este encontrado pelas medicinas alternativas milenares, principalmente as desenvolvidas através dos tempos que foram testadas e aprovadas como úteis e competentes. Essas podem lhe proporcionar uma rápida e eficaz recuperação levando, até mesmo, à cura.

Ainda hoje, a melhor e mais eficaz propriedade para a imunização do corpo físico é a luz do Sol, porém há determinadas ervas e produtos naturais que podem ajudar na sua recuperação, prevenindo ou curando a anomalia do caso sem deixar sequelas ou dependência. Portanto, o mais indicado para seu tratamento, mas pouco utilizado em geral, são os medicamentos extraídos da própria natureza. Importante também é salientar que a sua fé e vontade de curar ou prevenir são extremamente indispensáveis em todos os casos, pois somente é curado aquele que deseja ser curado, aquele que acredita no poder curativo da natureza espiritual.

Tome como exemplo os tempos dos nossos ancestrais, quando ainda não era disponível a opção dos remédios químicos, quando tudo era extraído da natureza. Faça uma breve avaliação de como eles conseguiam se tratar e como seus tempos de vida eram maiores e mais duradouros, atingindo grande potencial e tendo maior desempenhos e disposição por toda a vida, apenas utilizando da natureza. Lembre-se disso, aceite o conceito de que a melhor cura é você mesmo e preservar seu corpo e espírito ainda é o melhor remédio para quem quer ter uma vida saudável e constante.

## 27 O CONTROLE DA FÉ

*"O destino não é uma questão de sorte ou azar, mas, sim, de saber escolher e merecer, pois o futuro cabe a cada um planejar. Suas atitudes e decisões de agora determinarão o seu merecimento para o amanhã. Quem conseguir o domínio do seu espírito, por si só alcançará o controle do seu corpo. Saiba mais sobre a espiritualidade, independentemente de sua escolha religiosa, pois a melhor religião que existe é aquela que o mantém ligado a Deus."*

&

Você é o autor da sua própria história e conseguinte, por direito, é quem determina como será o seu futuro. Não temos ideia de como ele será ao acordar no dia seguinte, mas podemos escolher e criar seus alicerces de base forte agora no presente, planejando e almejando um destino melhor. No dia de amanhã, ninguém sabe como viveremos ou o que está reservado para nós, tudo depende do que se faz hoje para merecer amanhã.

A sua conduta e suas atitudes feitas agora determinarão o seu grau de merecimento para seu destino certo, podendo você escolher as ações que vão gerar reações em um futuro não distante do presente momento. Portanto, escolha sapientemente e conduza sua vida dando o melhor de si; isso lhe trará a possibilidade de conseguir atingir o domínio sobre seu corpo e sua mente.

Acreditar e ter fé no Senhor é um ímpeto valioso que podemos acrescentar em nossas vidas, porque, a partir do momento em que sua fé está em um nível elevado, sua esperança automaticamente será ativada, o levando a lugares e situações extraordinariamente fabulosas. Para adquirir esse poder de integridade espiritual, não é necessário pertencer a nenhuma religiosidade: basta ter crença e acreditar nos princípios de Deus. Contudo não é proibido participar e ser devoto de alguma religião, inclusive é recomendado escolher e seguir uma devoção com que se familiarize melhor.

Escolher e seguir devidamente uma religiosidade o aproxima mais do Senhor, lhe dando mais equilíbrio e constância na hora de tomar suas decisões, agregando ao seu conhecimento uma margem maior para alcançar sua paz de espírito, tendo então a possibilidade de ter seu autodomínio e confiança em praticar ações de boa índole e prosperidade tanto para você mesmo quanto para toda a humanidade. A fé é o elo de conexão entre o plano material com o espiritual, ou seja, ela permite que você tenha contato direta, ou indiretamente, com o mundo astral e seus seres de luz.

## 28 DIGNA VIRTUDE

*"A confiança em praticar algo nem sempre resulta em acertos imediatos, entretanto eleva o nível de sua própria capacidade de lutar pelos seus objetivos, esse ato já o diferencia dos demais desinteressados que apenas pensam, mas não fazem nada. Tenha sua intuição em alta e bem fortalecida para fazer o que é certo. Pois a virtude é o princípio de poucos em conduzir e realizar melhorias na vida humana dignamente, que se transforma em prestígio e gratidão de muitos que admiram e seguem a principal razão de viver bem com ternura, amor e respeito."*

&

Quem tem confiança em si mesmo e acredita na sua capacidade de fazer o melhor que pode para todos, por si só consegue o direito de realizar seus objetivos, criando e colocando suas ideias em prática, tendo sucesso ou não, sempre tentando cada vez mais sem desistir. Basta ter força de vontade, esperança e perspicácia naquilo que deseja, sem deixar nada o abalar a ponto de querer parar de tentar. Essa inspiração, também conhecida como "O poder da mente", é uma virtude que deve ser valorizada pelos que já a têm e desejada pelos que ainda não a têm.

Ter o interesse em aprender e compreender o poder da mente é muito importante para você e lhe oferta muitos benefícios, mas, para isso, deve haver comprometimento e dedicação para com esse assunto. Você não pode aprender só por aprender, apenas para acrescentar ao seu currículo mais um ensinamento. Você tem que sentir esse poder, deixar que o envolva pelo corpo e aura constantemente e, ao mesmo tempo, sentir sua emoção determinante e conseguir, assim, o controle da situação e o quão maravilhosa pode ser sua consciência e próspera sua vida.

O propósito desse poder é levá-lo a um grau de conhecimento mais aplicado, deixando você sempre um passo à frente daquelas pessoas que não conhecem essa força. Entretanto não a use para a prática do mal e nem para prejudicar alguém, porque não funcionará, podendo instantaneamente perdê-la, pois esse poder somente funciona para a prática do bem e do amor em prol de melhorias para todos, causando uma melhor condição de vida para você. É o seguinte: não podemos desejar acabar com a força maléfica que existe combatendo fogo com o fogo. Devemos acreditar em nós e tentar converter o mal em bondade; assim nos tornaremos verdadeiros heróis diante dos olhos do Senhor.

## 29 UM DIA PERFEITO

*"Hoje está um dia lindo e propício para pensar e refletir, para criar e reagir, para amar e para sorrir! Se você deseja quebrar todas as suas barreiras e vencer na vida, o momento é agora. Mostre que é capaz de superar seus limites e atingir seus objetivos; seja forte e persistente, pois não será em apenas um dia que conseguirá realizar tudo, porém é nesse dia que tudo se inicia com sua sabedoria, determinação e paciência ao longo do tempo. É isso que receberá o seu devido merecimento."*

&

Amar, sorrir e refletir são importantes ícones para atrair ao nosso corpo espiritual fertilizantes energias positivas que suprem nossa evolução para com o mundo material, podendo a nós surgirem forças capazes de ultrapassarem obstáculos delimitados que persistem em atrapalhar nossos caminhos para alcançarmos a vitória pretendida. Todavia devemos mostrar que somos capazes e que realmente somos dignos desse merecimento.

A capacidade de superação de uma pessoa é demonstrada pelo seu grau de dedicação e persistência, edificando seus objetivos não em apenas um dia, mas durante toda a vida. Porém devemos viver um dia de cada vez. Dessa maneira, com determinada força de expressão para intensificar o poder reluzente da paciência, atingindo a realização de seus sonhos há tempos planejados, você terá o auge para viver cada dia melhor e com mais gosto, produzindo uma energia fortalecedora para ao longo do tempo poder planejar e, em seguida, cortejar o seu destino merecedor e belo de amanhã.

## 30 UMA LUZ NA SUA MENTE

*"A capacidade de desenvolver sua mente, proporcionando novas atitudes para o dia a dia, é uma habilidade existente dentro de cada um de nós, ainda um tanto quanto adormecida ou mal utilizada por muitos. Saber utilizar dessa ferramenta corretamente e no tempo certo é uma virtude para poucos, mas benéfico para muitos. Então não se esconda dos seus erros e fracassos passados: olhe o horizonte adiante de você e se motive por meio das luzes de sua vida para realizar sonhos e objetivos. Seja sábio e prospere em suas decisões tomadas, pois cada ação contém uma reação."*

&

O passado é tudo aquilo que já passou, desde um longo tempo histórico até mesmo o último passo dado, não importando o tamanho do seu espaço-tempo, mas sabendo que tudo aquilo que está nas nossas costas é passado e tudo o que está a nossa frente é futuro. No entanto, o fundamental para aprendermos e espalharmos a sabedoria da vida é o presente momento, tudo aquilo que fazemos aqui e agora, pois essas ações demonstram o quanto aprendemos com as lições passadas e determinarão o que desejamos para o nosso futuro. Quem queremos nos tornar?

O que pretendemos fazer? E como podemos fazer isso? Essas são questões que apenas você pode fazer a si mesmo e somente você poderá responder.

As decisões que tomar agora vão determinar o destino de sua vida e como vivê-la a cada momento. A felicidade, o sucesso, a prosperidade e a paz somente o acompanharão se você almejar um bom futuro, com energias positivas, sendo assim prestadas ao propósito da prática do bem, do amor, da caridade e do companheirismo solidário existente dentro de cada um e para todos. Não adianta querer consertar apenas a si mesmo e não se importar com os problemas alheios, isso é considerado como uma falsa ideologia e acarreta muito na hora de ser julgado diante do Senhor.

O resultado extraordinário ou satisfatório que se espera para você vem acompanhado da sua feição de bons atos realizados, visando não só o seu bem, mas também o de toda a humanidade, tornando-se, assim, uma pessoa do bem, de alma iluminada, se importando mais em oferecer do que receber. Pois saberá distinguir uma coisa da outra, sabendo que tudo aquilo que faz é uma ação de solidariedade e amor e que toda a ação gera uma reação, o retorno e a gratidão.

## 31 A FLOR DA VIDA

*"Para conseguir o êxito da satisfação durante o seu caminhar, você deve entender e compreender o seu propósito. Permita-se que o Sol brilhe intensamente em sua direção, aquecendo seu espírito e coração. Alimente-se da natureza viva e não somente de artifícios industrializados, deixe seu corpo sentir a força da natureza mãe e o que tem ela a oferecer para você, pois é dela que absorvemos todos os utensílios para nossa subsistência. Afinal uma flor artificial não morre, pois, nunca teve vida, mas uma flor natural lhe proporciona muitos benefícios, inclusive o dom de saber aprender."*

&

Tudo aquilo que nos é gerado pela natureza suprema é de grande benefício para a sustentação do nosso corpo material e espiritual, portanto, aceitável por nós, principalmente a todos aqueles entre a gente que têm o princípio de entendimento e compreensão dos mistérios e desafios que dizem respeito à vida de cada um.

Devemos contemplar e saber usufruir de tudo aquilo que nos é oferecido para ajudar a nos mantermos de pé com constância plena de força e determinação de seguir em frente em prol da criação e sustentabilidade do bem e da esperança de todos nós. Tendo, evidentemente, a sapiência e humildade dentro de si e com grande mérito e qualidade que somente uma pessoa de fé pode ter e manter no coração, não desrespeitando nem ultrapassando o espaço de cada um, tentando obrigar ou aceitar a tua decisão de toda e qualquer maneira. Cada um de nós tem o livre-arbítrio para decidir o que é melhor para si e escolher seu próprio caminho. O que podemos fazer, no entanto, é auxiliar cada um a seguir com inteligência e sabedoria, escrevendo sua própria história e firmando seu destino.

Contudo o ensinamento que é passado aqui somente diz respeito a você aceitar ou não, pois você sabe o que é melhor para si; por conseguinte, o único conselho que posso lhe passar neste momento é que aceite todos os elementos da natureza com louvor e gratidão. Assim poderás tornar uma mente embaçada e cheia de dúvidas em pensamentos claros e com mais capacidade de solucionar todas aquelas questões, até agora indecifráveis, que o atormentam tirando sua paz e tranquilidade para viver. Deixe aflorar dentro de você novas ideologias de vida, aceite de modo plausível todos os bons pensamentos e deixe desabrochar o amor e felicidade existentes dentro de você.

## 32 CONFIE EM VOCÊ

*"Ter uma vida plena e feliz com um melhor bem-estar físico e espiritual são consequências dos passos de sabedoria e autoconhecimento que alcançamos e desenvolvemos durante o caminhar pelos puros e infinitos campos do tempo vital. Escute os conselhos de todos, porém aceite somente aqueles que sinta serem sinceros, pois, para confiar, antes de tudo precisa ter confiança, e ela não está concentrada apenas naqueles que o ajudam, mas também dentro de si mesmo. Confie primeiramente em si mesmo e assim alcance sua paz de espírito."*

&

A vida é uma só, porém contemplada em várias etapas do tempo e espaço, contando cada passo que damos, cada momento que passamos, cada sofrimento que vivemos e cada alegria em que sorrimos, cada sentimento de amor ou cada arrependimento de dor, cada oração que fazemos ou deixamos de fazer, cada prece que pedimos ou deixamos de praticar, cada gesto de bondade ou pensamento de maldade, numa ação de fé ou no afastamento ao Senhor. Mantendo sua esperança ou deixando de crer no equilíbrio mental-emocional ou na sua falta, fazendo caridade de bom coração ou deixando de ajudar aquele que naquela hora necessita de sua compaixão e solidariedade para conseguir um pouco de consolo e aconchego ao relento do seu colo e de suas palavras: todas essas etapas pertencem à vida.

É assim que a conhecemos e podemos a planejar para um propósito melhor. Para se alcançar o bem-estar do seu corpo físico, antes se deve entender, compreender e fertilizar seu corpo astral. Ou seja, para ter uma saúde completa, primeiro precisa tornar sua alma um alicerce básico de sustentação. A melhor maneira para isso é, antes de tudo, adquirir sua própria confiança e acreditar em tudo que fez, faz e pretende fazer. Acredite no seu potencial evolutivo e ande com passos firmes pelo caminho que escolher. Siga sua intuição e estima elevada com plena convicção de que tudo pode se transformar. Aceite somente bons conselhos e confie no poder do Senhor, porque Ele pode melhorá-lo. Assim se aproximará cada vez mais da soberana luz que o leva aos caminhos divinos e, consequentemente, às portas do mundo espiritual que lhe concedem a paz, felicidade e amor. Mas lembre-se, não deixe de ser como você se imagina ser, tenha sempre junto de si a gratidão e a compaixão para com seus próximos, portando-se, assim, como uma pessoa carismática e de bom coração, digna de elogios e vista sempre com bons olhos por aqueles que acreditam.

## 33 — OS NOSSOS DIAS SERÃO PARA SEMPRE

*"Ter um dia límpido e feliz depende exclusivamente de você e da beleza que carrega dentro de si mesmo, pois o que faz uma flor desabrochar é o seu sentimento de amor; o que faz o Sol brilhar todos os dias é a relevância da sua fé; o que lhe traz a felicidade é sua disposição de sorrir alegremente; e quem recebe a paz interior é aquele que não tem medo de abrir a porta do seu coração para deixar a luz de Jesus penetrar em sua vida. Tudo depende do merecimento de cada um e a coragem em acreditar que podemos ser livres e felizes."*

&

Pode-se acordar e o dia estar nublado, não estando de bom humor, sem vontade de fazer nada. Isso é comum, é da natureza do ser humano passar por instantes assim, mas o importante é não se entregar a essa negatividade casual e ter forças para superar essa fraqueza. São em momentos como esses que percebemos o quão importante e cativante o poder dos seres iluminados é, pois são neles que podemos buscar saídas para esse sentimento avassalador e é por meio deles que conseguimos energias para virar o jogo.

Nosso Senhor é o carpinteiro do universo, construindo e lhe oportunizando o direito a novas reações para solucionar os problemas que afligem sua vida agora. No entanto, a decisão é toda sua. É você quem decidirá se pretende, mesmo com a falta de luz de um dia nublado, buscar em Deus a luz que pode e manterá sua alma acesa, bem iluminada e com o calor do Sol. O que conta e determina essa capacidade de transformação imediata é a sua devoção e sua fé e, portanto, seu grau de merecimento.

A fé existente dentro de cada um de nós é o foco fluente e controlador da nossa própria vontade. Você é capaz de fazer do seu desânimo um motivo para se animar e fazer daquele momento um parque de felicidades, é capaz de sorrir naquele instante de tristeza, amar quando se encontra amargurado, ser bom quando se sente magoado, abrir as portas do seu coração para a luz encantadora de Jesus quando elas estavam fechadas para a sublime delícia que é a vida e o quão maravilhoso é viver. Seja livre e feliz ao máximo, busque na crença a coragem para tornar tudo capaz de se realizar.

## 34 A LÓGICA DA QUESTÃO

*"A questão é que não existe questão certa ou errada, mas, sim, a lógica da razão, o princípio da ação, o sentir da emoção, o saber amar com o coração, o alcance da ilusão, o poder da determinação, a esperança na luz da salvação, a humildade do perdão e, acima de tudo, o valor da gratidão! Quando compreender essa expressão terá entendido qual o verdadeiro sentido da vida e poderá conduzi-la de modo certo e satisfatório, harmonizando e trazendo mais paz a consciência da sua vida."*

&

Muitos vivem em função das leis dos homens, sempre se questionando o porquê das coisas não acontecerem como o planejado e pedido em suas preces, chegando ao ponto de até mesmo julgar indevidamente as leis do Senhor. Mas será que esse é o caminho certo para solucionar suas questões? A resposta mais provável para isso é não, pois o mais contundente para se obter o êxito solucionador das dúvidas dos seres humanos está dentro de nós, e não nas explicações de outras pessoas.

Já parou para pensar que o erro não está nas ações dos outros, mas, sim, em você? O autoquestionamento de sua personalidade e postura é o que determina sua conduta e aponta o que fazer daqui por diante. Acrescente à sua vida tudo aquilo que é propício à sua melhora como pessoa. Em vez de se preocupar exclusivamente em julgar o seu próximo, tente buscar a solução dentro de si, no seu "eu interior". Dessa maneira, você conseguirá atingir o auge para resolver seus problemas e, ao mesmo tempo, alcançar sua paz de espírito, formulando sua vida para um tópico de mais satisfação, tranquilidade e felicidade.

Embora a maioria das pessoas entenda que é mais fácil julgar os outros do que julgar a si, a compreensão está no seu jeito de ser. A sua consciência é que predomina o seu poder de ser e de fazer. Antes de querer entender o outro, tente se entender. Se quer passar esperança ao seu próximo, primeiramente, precisa ter consigo a esperança dentro do coração, para poder perdoar alguém, antes de tudo tem que perdoar a si mesmo.

Busque no seu interior a humildade e a compaixão, assim, a cada momento que passar, você entenderá o esclarecimento sobre a evolução do seu ser, atendendo aos seus propósitos e aprendendo cada vez mais o real valor da vida e o quanto você é importante para o mundo. Afinal, se cada um seguir o seu caminho e fizer sua parte, será mais fácil alcançar a harmonia e a paz entre todos. Porém pode ser que nem todos tomem essa decisão, mas se você cumprir o seu papel será mais um a dar o passo certo em busca das portas iluminadas do céu, conseguindo, consequentemente, uma vida melhor para si e para aqueles que o rodeiam.

## 35 CORAGEM PARA VIVER

*"Certas vezes, é necessário ao homem entender suas fraquezas para que tenha a compreensão de como se fortalecer para construir sua grande fortaleza. Não tenha medo de produzir novas ideias e as colocar em prática, pois corajoso é aquele que ousa para alcançar o melhor caminho possível, se não arriscar, jamais saberá o quão longe poderá chegar no universo vital."*

&

Ser forte não é sinônimo de não ter medo, pois todos os seres vivem com, pelo menos, um pouquinho de medo dentro de si. Ser forte nada mais é do que ter medos e fraquezas e, mesmo assim, conseguir forças para superar esses sentimentos.

Supere essas emoções que apenas o encurralam em um canto de saída, o amedrontando por seus dias, dias estes que são o seu tempo e deveriam ser utilizados para sua capacidade de criação e produção de novos ideais. Seja corajoso e não se entregue à calamidade de achar que não consegue, tenha a audácia de querer a realização de tais. Mesmo que tropeçar pelos caminhos e obstáculos, não desista, tenha consigo a força da fé e a crença da esperança. Levante-se, olhe para frente e continue andando em busca dos seus sonhos. Afinal a sorte e a competência sempre favorecem aqueles que têm a coragem e a vontade de chegar a algum lugar.

## 36   VOCÊ COLHE O QUE PLANTA

*"As decisões na sua vida são tomadas por você, mas o quanto merece de gratidão é o Senhor quem decide. Seja sábio ao fazer suas escolhas, pois elas definirão seu caminho, afinal colhemos aquilo que plantamos. Se fizer um bom plantio, colherá bons frutos, entretanto, se plantar mal, frutos ruins serão colhidos e terá que lidar com suas consequências. Portanto não escolha o caminho mais fácil, ele poderá ser o menos produtivo. Lembre-se das águas dos rios que não enfrentam seus obstáculos, apenas os contornam para seguir em frente o seu rumo até se encontrar com o mar."*

&

Cada um de nós constrói a sua própria história e cada um tem o direito de escolher o seu destino! Nessa citação estão contidas muitas verdades de grandes valores, pois não adianta pessoas terceiras quererem ditar as regras sobre como deve organizar ou reger a sua própria vida porque, no final, somente você tomará a decisão e, com ela, terá a certeza de que foi a medida certa.

No entanto, você pode ouvir conselhos que podem ou não ser de benefício para a construção do seu lar interior, basta aceitar ou não. Deus mesmo já diz em suas palavras de sabedoria:

*"meu filho, achas mesmo que se me pedires por felicidade, amor e prosperidade eu os lhes concederei ou te darei a oportunidade de conseguir ser feliz, de amares e de prosperar?"*.

Não espere que todos os seus pedidos sejam realizados sem o mínimo de esforço feito por você porque não é assim que funciona. Deve haver alguma vontade e determinação por sua parte ao desejar a realização do seu sonho. Você pode, e deve, sempre buscar por conselhos, principalmente aqueles que lhes são oferecidos pelos seres de luz do universo astral.

Jesus mostra os caminhos certos àquelas pessoas que têm a vontade de caminhar, independentemente de haver, ou não, obstáculos e distrações por ele que possam tornar o seu caminhar mais lento ou mais rápido. Assim como Ele abre suas portas a todos, seja sua alma com fé reluzente, com pouca ou fé nenhuma no coração, cada um decide se deseja adentrar ou não no reino do Senhor.

## 37 MONTE CASTELO

*"Quando tiver que fazer uma limpeza na sua casa, lavar sua roupa e louça, ou até mesmo atender um pedido feito por alguém, não o faça com um sentimento de descaso ou tristeza como se fosse uma obrigação ou castigo. Sorria e cante uma canção feliz, pois, ali, naquele momento, lhe é demonstrado que tem um teto para morar, trajes para se vestir, comida para se alimentar e que existe alguém que confia em você para ajudá-lo. Isso é uma benção, saber que se faz por merecer tendo alguém lá em cima acreditando em você. Tenha sempre gratidão pelo que se tem e faz, construa seu próprio reino e tenha amor ao reiná-lo, com prosperidade e compaixão."*

&

Seja sempre grato ao que tem, pois você conseguiu com seu próprio esforço e, por meio das mãos dos anjos, ganha o seu devido merecimento. Não se preocupe ou perca as esperanças só porque algo ainda não foi concedido a você, pois tudo que diz respeito a si e sua vida está guardado e, no momento certo, há de lhe ser entregue. Porém você tem que ter paciência e esperar pelo cumprimento do tempo do Senhor. Não queira que tudo que lhe foi reservado seja entregue de uma só vez, pois não é assim que funciona e nem é esse o propósito de viver.

Cada qual deve chegar ao seu conhecimento, mas para que tudo seja maravilhoso e de grande satisfação, você antes tem que saber aproveitar ao máximo o que receber e ter a plena virtude de como fazer isso. Nada deixa de ser feito visando prejudicá-lo ou entristecê-lo, deixando o sentimento de angústia e insatisfação dentro do seu sistema emocional. Tudo tem sua hora e o motivo para acontecer. Seja digno e tenha a sabedoria de esperar assim como todos os outros, pois você não é privilegiado ou melhor do que ninguém, mas pode adquirir o controle da sua mente e, quando menos esperar, se felicitará ao receber o que sempre esperou.

Contudo terá que ser uma pessoa digna de respeito e gratidão, mas, para ser assim e elevar cada vez mais o seu grau de merecimento, é preciso se tornar uma pessoa disposta a fazer pelo outro o que desejaria ser feito a si mesmo. Se alguém procurá-lo pedindo por ajuda, seja sincero e responda o que decidir. Não engane essa pessoa lhe dando falsas esperanças. Seja simpático e puro, faça o que lhe foi pedido, mas faça de bom coração ou simplesmente não faça. É melhor para a pessoa destinada receber um não como resposta do que receber uma falsa ajuda. Pelo menos assim terá a chance de procurar por outra solução com alguém que aceite ajudá-la.

Seja franco e construa um castelo com seus atos de nobreza. Seja um guerreiro que luta a favor da vida e do amor, não um simples alguém que prefere ser covarde, se escondendo no escuro do medo e ingratidão. Um pequeno gesto de bondade pode não significar nada para você, mas para quem recebe representa muito.

## 38 TEMPOS DE UNIÃO

*"Agora não é o momento de desistir, mas, sim, de se unir e criar um vínculo afetivo para todos juntos reagirem. Não há mais tempo para pensar e viver em guerra uns contra os outros deixando o ódio e diferenças vencerem e predominarem em nossa alma. É tempo, sim, de cada um dar as mãos ao seu próximo com o propósito de ajudar, não de enganar. Só assim conseguiremos vencer essa batalha e recuperar nossa paz interior. Podemos, sim, estar passando por tempos difíceis e angustiados que, no entanto, nós mesmos criamos e, além do mais, permitimos sua expansão avassaladora. Temos que nos manter fortes e continuar com nossas esperanças acesas, pois, já que fizemos esse momento assim também podemos desfazê-lo, trazendo de volta a nossas vidas a harmonia. Não podemos simplesmente voltar ao passado e apagar essa triste lembrança de nossas memórias, mas podemos, sim, ter fé e união para contornarmos essa situação. Afinal o tempo de Deus pode tardar, mas nunca falha, tudo depende do seu esforço e merecimento por atitudes e atos realizados."*

&

Embora esteja passando por um tempo conturbado, parecendo tudo estar de pernas para o ar, o enfraquecendo e corroendo por dentro, você não pode deixar esse sentimento avassalador de negatividade destruí-lo e fazê-lo desistir de tudo aquilo que conseguiu até agora e o que ainda pode vir a conquistar. Mostre que é mais forte e que tem a capacidade de vencer esse fantasma maligno. Agora é o momento de provar sua fé ao Senhor e demonstrar que é digno de receber o direito de viver, que Ele lhe concedeu.

Comece perdoando a si mesmo e se fortaleça para lutar contra esse mal que o atormenta assim como a muitas outras pessoas. Esse sentimento adverso parece não ter fim, mas, na verdade, há uma solução para eliminar esse problema.

Logo após concluir a etapa de autolimpeza e energização, atenha-se ao propósito de transmitir esse gesto de confiança para outras pessoas, o máximo que conseguir. Use palavras de ajuda e gestos de grandeza para tentar adentrar ao coração dos demais, passando-lhes a resolução de que cada um é capaz de mudar um pouco e que todos unidos podemos vencer e trazer a paz novamente ao mundo.

O passado já foi cravado e não podemos mudá-lo, mas podemos, hoje, ditar uma ação de mudança, para melhor, e escrever uma nova história para o nosso presente-futuro. Busque lá do seu interior, de dentro do coração, as melhores armas para combater esse momento inoportuno, o escudo da fé e a espada da esperança, com eles conseguiremos vencer essa batalha.

## 39   CAMINHOS DE ROSAS

*"Um erro grotesco cometido pela maior parte dos seres humanos é defender a hipótese de que é preciso ver para crer, quando, na realidade imperial, nos é mostrado que apenas é necessário crer para ver. Se você pretende seguir em frente em busca de seus objetivos, acreditando no primeiro conceito, somente se estará a caminhar por uma rota escura e cheia de obstáculos, sem saber por onde anda ou para onde vai, pois só se acredita naquilo que consegue tocar. Por outro lado, se sonhar alcançar grandes expectativas e realizações, acreditando e tendo fé, percorrerá um caminho iluminado que o levará com maior segurança pelos campos floridos até seus objetivos, porque, antes de tudo, você acredita que seu paraíso está em algum lugar logo ali, esperando por sua chegada contemplada."*

&

Depois de inúmeras demonstrações que provam para além dos tempos o grande poder do Senhor, seus discípulos de luz e mensageiros da paz, ainda assim muitos persistem em duvidar ou acreditam somente naquilo que é concreto e real. Isso continua sendo um grande erro por si só, a imagem de que não acreditam no grande princípio de ter Deus como sua estrutura base para a realização de tudo aquilo que desejam ter, tornando-se, assim, pessoas de pouca fé, fracas de espírito.

Detalhando e explicando melhor sobre esse assunto, quero dizer que não é necessariamente preciso ver para crer, basta sentir o Senhor dentro de você e n' Ele confiar. O pior cego é aquele que não quer enxergar, tendo o receio até de caminhar porque tem medo de cair. Por outro lado, há aquelas pessoas que são consideradas cegas, porém veem mais do que qualquer um, pois há nelas a luz da fé, esta que lhes guia por onde forem. Sabem que não estão sozinhas e que sempre terão junto delas as mãos de Deus para as levarem. Essas, sim, podemos considerar como almas iluminadas, pois não requerem olhos para enxergar, não precisam de ouvidos para escutar, nem de boca para falar, pois sentem a presença de Deus dentro de si e sabem que não estão sozinhas, apenas acreditam e confiam.

## 40 A EVOLUÇÃO ALÉM DOS TEMPOS

*"O tempo é a única certeza que temos no universo da vida, entretanto, a evolução pela sua linha vital é o reflexo dos dias vividos pelo ser humano. É por ela que cada um decide por sua conduta e o que escolherá fazer para a prosperidade do planeta. Seja, ao máximo possível, uma pessoa justa e honesta, humilde e respeitosa, grata e sincera, pois cada um recebe de Deus aquilo que merece e consegue carregar. Não queira ser mais do que o seu próximo, apenas cumpra seu papel do melhor jeito e dignamente. Assim conseguirá ser uma pessoa boa com mais paz de espírito, com mais amor e felicidade no coração."*

&

Pela linha do tempo é que definimos quem somos enquanto ser e como planejamos viver o agora e o amanhã. Portanto o tempo é o principal, se não o único, paradigma concreto que determina o valor da vida em épocas diferentes. Hoje, você pode passar por adversidades variantes insatisfatórias que acabam não sendo aquilo pretendido pela vida. Não se desespere se o que planejou, internamente, por toda a sua vida não for atendido agora. Não chegue a meramente culpar as forças astrais dos seres de luz por causa disso. Pare e reflita sobre o assunto. Será que a culpa está nas estrelas, que nada mais fazem do que apenas voltar a sua força para você lhe propondo o melhor para a vida? Ou, por outro lado, a sua infelicidade e rancor não são causados explicitamente apenas por você e variações em vidas passadas. Pense bem nisso, pois é muito importante para você e pode mudar completamente sua vida daqui por diante.

A vida é uma só, vivida em muitas datas e épocas diferentes. Todavia ela pertence a você, e, portanto, somente você tem o direito de escolher o destino que quer seguir. Além do mais, se existem feridas abertas em você, basta a si mesmo as querer ou não e saber quando deseja fazer isso. Não se machuque constantemente se algo acontecer, o que é bem provável, pois ninguém é perfeito e todos corremos esses riscos – eles são da natureza humana. Entretanto cabe unicamente a cada um como curar sua dor e quando quiser, ou, se preferir, alastrar e prolongar cada vez mais esse sofrimento.

A escolha definitiva é toda sua, porém se não quer mais ter o convívio com esse sentimento de dor incômoda, deve então seguir por um caminho diferente e adotar uma nova maneira de ser; no caso, se transformando numa boa pessoa, com a mente mais entendida para o bem. Contudo não pense que, a partir desse momento de transmutação humana e espiritual, você seja melhor ou esteja acima dos outros. Seja sempre humilde e grato, viva sua vida e cumpra seu papel que conseguirá manter-se sob a luz que ilumina sua aura e coração.

## 41 DIAMANTE DE SANGUE

*"Surpreendentemente, muitos preferem viver pelo propósito do pretérito imperfeito da vida artificial, seguindo a lógica de aceitar ordens de máquinas e tiranos que só levam ao caos e desordem entre a humanidade. Entretanto há uma exceção – são poucos, porém muito importantes, que seguem fiéis conforme os mandamentos de Jesus, acreditando sempre na lei da vida espiritual e que há de o melhorar, pois a salvação de todos está dentro de cada um. Desta vida nada se leva, exceto o valor do espírito. Afinal de nada vale usar pedras e joias preciosas energéticas por luxúria, se a fé e a esperança não estiverem compadecidas pela união de sangue dentro de si."*

&

A criação e o desenvolvimento da tecnologia não são um contexto adverso para a vida do ser humano. Longe disso, já que esse meio de evolução está presente na vida de cada um, o acompanhando a vida toda. O que tento explicar aqui, com mais clareza, é, porém, muito importante a todos, que existem certas coisas que são melhores quando extraídas da natureza – e não do artificial. Entendo e acompanho a evolução artificial do homem, mas acredito e afirmo que o ser humano deve usufruir das máquinas, desde que não permitam às máquinas dominar o homem.

Existem coisas que só o homem, pelo seu dom natural, pode fazer, não devendo haver o bloqueio ou interferência da vida artificial. Como, por exemplo, o seu sentimento de amor, fé, esperança, respeito, bondade, gratidão e assim por diante. Esses tópicos estão totalmente descartados de serem feitos por uma máquina tecnológica.

A cada dia, o ser humano fica tão envolvido por essa força artificial que se enfeitiça e se rende as suas luxúrias e vaidades, afastando o que é mesmo importante cada vez mais, assim como, por exemplo, a fé em Deus e seus seres iluminados.

Uma máquina não pode fazer uma oração com valor sentimental, o que significa que nelas não existem sentimentos, muito menos vida; um alimento energético de natureza orgânica nos oferece mais propriedades vitais para a saúde e subsistência humana do que um alimento artificial industrializado; e, por fim, não tem como você receber amor, carinho, consolo, aconchego, amizade, dentre outras coisas mais, de uma máquina. Isso somente alguém com o calor humano pode conseguir, tanto oferecer quanto receber.

Embora haja muitas pessoas se rendendo ao domínio da vida artificialmente dita, porque, na verdade, essas coisas não possuem vida, acredito incontestavelmente naqueles que ainda assim colocam a vida humana e espiritual em primeiro lugar e acreditam na fé e no poder do Senhor e não em um *chip* de computador. Eu mesmo sou assim, prefiro seguir alguém que tenha sentimentos gerados do que algo que tenha um programa gravado. Sou daquele tipo tradicional: gosto de pedir a benção e respeitar os mais velhos, agradeço por qualquer ajuda ou conversa que tenha com alguém, sei ajudar e aconselhar outras pessoas que necessitam da minha ajuda e, principalmente, adoro ter minha vida voltada aos anjos e fazer minhas orações, buscando sempre ajudar-me e ao próximo também. E sempre sou grato a Deus, meu Senhor Jesus Cristo e a todos os seres de luz que habitam em meu universo interior, me guiando e ensinando como viver, contornando e vencendo os obstáculos que surgirem pela frente.

## 42 ENTRE HOMENS E ANJOS II

*"Nós e os espíritos vivemos em dimensões diferentes, porém paralelas, com afinco na palavra do Criador que mostra a dependência de um para com o outro. Portanto, se acreditar que pode ser entendido dessa compreensão solidária, então você saberá o real valor da fraternidade vital entre homens e anjos e seu verdadeiro contexto aqui. Pois aquele que se propõe a enxugar as lágrimas do seu semelhante, proporcionando-lhe paz e saúde, não tem tempo de derramar lágrimas de tristezas, mas, sim, de sentir-se feliz com o resultado causado ao seu próximo, aquele que acredita e confia em você, sendo a ti sempre grato."*

&

Aquele que coloca a fé e a crença no Senhor tem o privilégio de contemplar um estilo de vida melhor, pois vive em absoluta abundância entre dois mundos, o material aqui simbolizado pelo planeta Terra e também o espiritual ou astral, simbolizado pelo Universo infinitamente representado por seus regentes e seres de luz. Podemos observar e chegar à conclusão de que um plano é idêntico ao outro, pois o que existe em um plano também há no outro, somente havendo uma pequena distinção entre ambos, de suprema importância ao ser vivo.

No plano material, que é este ao qual pertencemos no momento, temos que aprender a lidar com adversidades imensas e, a certo ponto, um pouco exageradas demais. Aqui nascemos, aprendemos, do jeito certo ou errado, vivemos e padecemos ao final. Portanto percebo que tudo é um desafio lançado pelo Senhor apenas para nos testar e chegar ao resultado que definirá o devido valor de cada um e o seu grau de merecimento.

Mas não se engane, pois você pode achar que neste plano tudo é mais difícil, que é um terror, nada dá certo, enfim: pode acreditar que é um absoluto castigo a vida do homem. Sinto muito desapontá-lo, mas não é muito diferente do outro plano, o espiritual ou astral cósmico. Vou explicar melhor para que chegue a um entendimento satisfatório.

No plano espiritual, vivenciamos todo e qualquer tipo de mal ou impureza, assim como no material, a única diferença entre um e outro é que no universo estamos cada vez mais preparados para combater as energias negativas, porque se convive mais com a fé e o amor e cada um respeita mais o espaço do outro. Enquanto isso, no plano material as pessoas se tornam cada vez mais distantes de Deus, obstruindo seus sentimentos e apagando a luz das energias positivas áuricas que existem dentro de nós.

Embora muitos se afastem do poder afetivo do colo do Senhor, porque escolheram assim ou por apenas más influências, outros se agarram mais às mãos de Jesus Cristo, pois através d'Ele é que conseguimos chegar a Deus e adentrar no Seu reino de luz. Não deixe a força do negativismo afligir a sua alma tentando causar a sua desistência: mostre-se valente, com um bom coração e aceite as evidentes leis do universo. Siga seu caminho, mas com convicção e a luz das bençãos divinas sempre o acompanhando.

Para finalizar, vou repetir uma frase que sempre disse, digo e nunca vou cansar de repetir: *"A morte não existe. Temos uma vida só que passa por dimensões e épocas diferentes. O nosso corpo não pertence a nós, mas, sim, ao espírito, portanto, nascemos, vivemos e padecemos, mas o nosso espiritual continua para sempre!"*.

## 43 QUEM TEM FÉ TEM TUDO

*"Aqueles que vivem obcecados pela razão do ódio e da vingança, pretendendo apenas cometer o mal e prejudicar as pessoas de bem, caminham lentamente pelo ciclo evolutivo da vida, se deparando com uma imensa nuvem negra que, até então, somente lhes proporciona uma escuridão e extremo vazio. Mas aqueles que acreditam no poder do amor e compaixão de Jesus sempre terão à sua frente um grande caminho de luz. Não viva pelo medo de errar: viva pelo propósito de tentar e acertar, pois você tem o livre-arbítrio para decidir por conta própria o rumo a seguir na vida. No entanto, somente aqueles que têm dentro de si a permanente fé continuarão de pé."*

&

Cada um de nós leva consigo um elemento extremamente importante ao nosso desenvolvimento material e espiritual, chamado de Ciclo Evolutivo da Vida. Este ciclo, além de poder fazê-lo uma pessoa mais entendida e sapiente na hora de tomar decisões e escolher o rumo que pretendemos seguir, acrescenta à vida mais felicidade, sucesso e saúde; tem por finalidade específica a educação e evolução do seu espírito para além dos tempos.

Você pode ser uma pessoa mais bem-sucedida na vida profissional, pessoal, emocional, física e amorosa se desta lição conseguir aprender e absorver um mínimo do seu ensinamento. Se um pouco de esforço para compreender essa lição de vida já pode transformar sua conduta como pessoa, imagine então o que pode acontecer se você se dedicar cada dia mais e resolver entrar a fundo nesse procedimento?

Todavia, ainda hoje, há muita gente que prefere escolher o caminho da negligência mundial, achando mais fácil seguir aquela alternativa que lhe parece ser a mais conveniente e menos trabalhosa, como julgar o seu próximo antes de se autojulgar ou descontar o seu ódio em outras pessoas em vez de procurar em si mesmo a solução para seus problemas, sem saber nem se preocupar com o que pode causar a essa pessoa. Assim podemos, ao final, ser os mais prejudicados por escolher esse caminho. Você planta o que colhe, se cultivar o mal, colherá o mal e com ele terá que lidar. Se preferir cultivar o erro de praticar o ódio e o rancor, viverá com isso até entender que sua salvação é saber plantar a afetividade e espalhar o amor por todos os homens.

Mas lembre-se deste item fundamental que torna possível toda essa transmutação humana e espiritual, que mantém o nosso alicerce firme e bem estruturado até hoje: a fé. Ela é o princípio de tudo e nos deixa de pé a cada amanhecer. Com ela, tudo é possível, desde conseguir abrir mares, mover montanhas e, principalmente, fazer de você uma pessoa capaz de romper suas próprias barreiras, abrindo-lhe novos horizontes e possibilidades de viver como se merece e do melhor jeito possível.

## 44 UM AMPARO DE LUZ

*"Não viva apenas pela questão dos bens materiais, porque você não os levará para o plano espiritual. Busque no seu 'eu interior' o enriquecimento do seu espírito por meio da crença e do amor, pois estes, sim, você leva junto de si para onde for. Ame mais aquelas pessoas que não têm mais nada além da fé, ilumine seu coração e mostre que a vida tem muito a oferecer e viver. Assim você conquistará não só a gratidão, mas também respeito e consideração. Equilibre-se com essa performance de sentimento, pois quem tem fé acredita no Senhor e nunca ficará desamparado."*

&

Desta vida encarnada na qual estamos neste momento não levamos nada além de lembranças de ímpeto, valor emocional para nós e lições de grande benefício pessoal que fazem a nossa alma se tornar mais instruída e evoluída pela linha vital do tempo que seguimos. Apetrechos e bens materiais ficam todos aqui e acabam por se desfazer ao passar dos anos e com o soar dos ventos.

Por isso, aconselho você a ser uma pessoa cada vez melhor, mais pura e de boa índole comportamental. Ame mais, tenha sua fé elevada, acredite naqueles que julgam ser capazes de também serem felizes e criarem seu próprio destino, assim como você é hoje. Não guarde somente para si tudo aquilo que lhe foi ensinado um dia em vida e que, com grande prestígio, soube conduzir com louvor e dignidade. Passe para outras pessoas todo o seu aprendizado e permita que estas continuem levando o seu legado adiante e repassem suas palavras sucessivamente a tantos que queiram aprender.

Esse ato é o que considero como um gesto de nobreza, pois, com ele, você consegue abrir as portas para pessoas que desejam seguir novos horizontes, iluminar corações com seu amor afetivo, receber a gratidão do Senhor e agradecer a Ele por todas as oportunidades concebidas. Além do mais, quando desencarnar, você não verá seu nome se apagar na areia com as ondas do mar, pois o terá gravado no coração de outra, ou outras pessoas que decidiram seguir suas palavras e ensinamentos, dando-lhes a chance, como você um dia recebeu, de cativar o bem pelo mundo e distribuir a bondade e o amor pelos corações dos seres humanos, concedendo-lhes dias melhores com mais paz e felicidade.

## 45 — PARA TODO O SEMPRE

*"Desde o início e para todo o sempre seja, espontaneamente, você mesmo. Não queira ser quem não é nem aceite decisões de baixo escalão. Somente confie em si mesmo e viva, apenas viva. Assim você conquistará sua liberdade de expressão e paz de espírito, pois a felicidade e o amor devem sempre estar estampados em belos sorrisos e no coração. No entanto, também seja de uma índole simples e humilde. Fazer o que é bom, sempre que puder, proporciona maior felicidade e saúde para sua própria vida."*

&

Não se deixe levar por más influências ou conselhos indignos apenas por vaidade de querer alcançar o poder supremo na sociedade. Essa é uma atitude impensada de incerteza que tem alta probabilidade de não o levar a lugar algum. Você pode agora sentir aquela sensação de alto poderio e querer se banquetear desse sentimento achando que é o melhor para si, quando a realidade é totalmente diversa. Acha que está saboreando esse prazer, mas, na verdade, as almas maléficas e perturbadoras é que estão degustando você e o seu "eu interior". Isso não é bom, é um fato que não lhe traz proveito, somente energias negativas, tornando o seu ciclo evolutivo da vida mais lento.

Seja uma pessoa plena e convicta em suas tomadas de decisões, escolha a certeza de ser feliz do que a indignação da incerteza. Deixe o amor e a bondade preencherem aquele espaço vazio e frio que existe em você. Seja bom e compreensivo com todos, tratando-os com respeito e educação, mantendo sempre o princípio da igualdade e solidariedade. Não se julgue melhor do que o outro, trate-o como a um irmão e não como um rival; seja digno de merecimento e orgulho. Saiba agradecer o que tem, estampe um brilho no olhar e sorria sempre que se dirigir a alguém. Mantenha a fé consigo e seja sempre apreensível, ajude o próximo e contribua com sua satisfação, transformando, assim, aquele seu corpo frio e obscuro em uma alma de luz e prosperidade para todo o sempre.

## 46 UM BELO DIA PARA SORRIR

*"Em meio a tantas adversidades maléficas criadas pela própria incerteza e ignorância do homem, ainda assim, é possível encontrar luz e vida pelo caminho escuro que atravessamos. É só acreditar e querer enxergar. Basta ser você e promover boas ações, transmitindo confiança e energias positivas de bem ao máximo possível para os corações das pessoas que ainda têm fé e também para aqueles que estão com ela um pouco apagada. O dia somente nasce belo e feliz quando você acorda e pinta com cores alegres de amor e alegria o seu coração. Portanto a esperança não enfraquece ninguém, apenas fortalece você para conseguir o que até então parecia impossível. Esse é o real valor da luz divina que ilumina sua vida."*

&

Você é capaz de descobrir o caminho da felicidade mesmo estando rodeado por acontecimentos de angústia e tristeza, basta escolher sorrir e não chorar. Em meio a tantos redemoinhos furiosos e devastadores, você pode se deparar com a paz da calmaria, basta só acreditar e seguir seu caminho de luz. Uma depressão pode ser aliviada, ou até mesmo eliminada, quando você tem a pretensão de reverter o jogo e virar a página, escrevendo um novo capítulo da sua vida.

A cada dia, surgem novas oportunidades para que se possa fazer uma nova vida e determinar um novo destino. Para que isso aconteça de forma sublime, é preciso estar disposto a abandonar sua vida infeliz até agora e recomeçar. O primeiro passo é se desfazer daqueles focos geradores de negatividade; ou seja, faça uma análise de tudo aquilo que insiste em prejudicá-lo, pensando ser bom para você, e substitua esses aspectos por novos pontos que lhe proporcionarão mais benefícios. Nisso se incluem más influências, pessoas, atitudes comportamentais e ações que podem obstruir o seu jeito de ser e de tratar a você, os outros e a ordem divina de Deus.

Daqui por diante, cultive dentro de si a gentileza, a generosidade, a bondade, a humildade, a sinceridade, a gratidão e, principalmente, o amor. Tome o hábito de praticar esses sentimentos que, passo a passo, se sentirá cada vez melhor e feliz, sorrindo espontaneamente com ar de satisfação e igualdade, agregando ao seu novo estilo de vida a paz de espírito. Sorria francamente para a mãe natureza e todas as bênçãos que ela lhe oferece. Olhe para o céu e reconheça tudo aquilo que os anjos e seres divinos fizeram e continuam a fazer por você. Seja grato e permita que a luz de Jesus adentre seu coração e tome conta de você.

Contudo o que passo nesta mensagem é uma simples, mas poderosa, reflexão com o intuito de aconselhamento que todos nós devemos ter o hábito de sorrir. Quando alguém deixa de sorrir, seu coração entristece e sua alma mais rápido envelhece, porém, quando se adquire a prática de sorrir, você se torna mais feliz e seu corpo, alma e coração tendem a rejuvenescer. Um aspecto que não se pode esquecer é que o seu sorriso são portas e janelas abertas para o entendimento e compreensão da vida e da gratidão.

## 47 O LIVRO DA SUA VIDA

*"O livro da sua vida é escrito e determinado por si mesmo, pois somente você conhece e determina os passos que deu, que dá e que ainda pode dar. Tudo depende de ser sincero consigo mesmo e juntar o seu passado com o seu presente para definir o seu futuro. Não há como mudar o passado, mas podemos aprender com ele, então faça dele uma grande lição de vida, tornando seu momento atual em uma sábia decisão para escrever a identidade do seu destino."*

&

Não se sinta no direito de poder escrever a história de seu semelhante, determinando o seu destino, pois a cada um, individualmente, cabe o direito de escrevê-la e sentir-se bem com o que melhor escolher para sua vida. Assim como os anjos que nos guardam e guiam somente podem nos aconselhar e esclarecer ideias com o rumo mais acertado para cada um seguir, a nós seres humanos cabe o dever de aceitar essa regra e respeitar a decisão alheia.

Isso não significa que, necessariamente, devemos seguir suas condições. Cada um escreve sua própria história e crava seu próprio destino, escolhendo suas normas e jeito de viver.

Todavia fica um pedido meu a você: tente ser o mais consciente possível na hora de tomar suas decisões que definirão a sua vida e o que pode vir com ela. A cada dia, novas ideias e oportunidades surgirão, porém você deve pensar e repensar antes de escolhê-las, pois pode mudar o seu futuro sempre que tiver o merecimento e o poder da fé esperançada dentro de si. O que cometeu em tempos passados sempre estará consigo para onde for, pois esse é o livro da sua vida e nele já estão gravados esses dias.

## 48 ELEMENTOS DO UNIVERSO ASTRAL

*"Deixe os ventos tocarem o seu rosto, pois eles são o sopro de Jesus lhe dizendo algo de importante. Aceite a luz do Sol soberana em seu corpo, pois ela é o calor do universo lhe trazendo energias e maior imunidade, lhe indicando também o caminho certo a seguir. Sinta com prazer as águas das chuvas e cachoeiras que caem sobre você, porque elas hão de banhar o seu corpo, limpando o seu espírito. Deixe a luz da Lua e das estrelas penetrar o seu interior, pois ela o faz para proteger e iluminar você quando se sentir no pleno escuro. Sinta o aroma da natureza porque ela lhe oferta a saúde e o amor. Ouça com carinho a melodia dos pássaros, pois ela lhe dará esperanças para recuperar sua vontade de viver e lutar por algo que sonha. Por fim, mas não menos importante, compreenda as palavras do Senhor e siga seus passos: assim encontrará o caminho que o levará à paz, tornando-se uma pessoa mais satisfeita e grata."*

&

É no universo astral que nos deparamos com infinitos tipos de elementos energéticos de grande valia e importância à subsistência do nosso corpo físico e, principalmente, do espiritual. Dele, conseguimos extrair forças inexplicáveis para nossa manutenção e sustentação, pois, nele encontramos, por exemplo, a luz do Sol, responsável pela nossa imunidade, nos fortalecendo e protegendo de possíveis doenças ou complicações de saúde. Com ela, aparece maior disposição de viver, motivando-nos à criação de novas ideias e objetivos, aumentando nosso desempenho e produtividade pessoal em todas as áreas. Há também a força dos astros regentes, cada um possuindo uma afinidade pessoal direta com aquele especificado a você, astrologicamente falando.

O ar que você respira e as águas que correm pelas veias marítimas do planeta também são energizadas pelo universo, tornando esses elementos fundamentais para nossa limpeza e produção de alimentos puros e saudáveis. É por meio deles que conseguimos boas terras para o plantio, cultivo e extração de alimentos sadios e de alta qualidade para nós. Por isso, digo que é fundamental para a existência do ser humano sempre preservar com carinho a natureza. Faça-o de modo correto e com gratidão que sempre terá à disposição a ajuda e poder dela.

Embora muitos não entendam assim, até hoje o mais valioso elemento desse universo continua sendo o poder de Deus, pois deste adquirimos sentimentos essenciais para nossa vida além dos tempos. Nele conseguimos ter fé, amor e esperança para alimentarmos nossa alma, por isso é fundamental acreditarmos e não duvidar de seus poderes. Por meio desses sentimentos gerados pelo elemento cósmico, podemos ter a sensibilidade de achar que tudo é possível de ser realizado, desde que alimentemos nosso espírito com amor, solidariedade, companheirismo, religiosidade, crença, felicidade e, acima de tudo, respeito e gratidão.

Crie um comprometimento com o seu universo e se alimente da luz do Senhor que passará a receber felicidades em vez de dor, terá a oportunidade de amar e ser amado, de receber elogios por boas ações praticadas, e não ofensas e críticas por pessoas de má índole. Dê o seu melhor sem querer ser o melhor, seja humilde e adquira o bom entendimento, seja feliz e viva naturalmente sua vida, apenas viva sem se esquecer de como chegou até aqui e de onde veio.

## 49 ROSAS DE FOGO

*"Muitos criticam além da conta, mas poucos estão preparados para o momento. Criticar não é errado quando feito com convicção, razão e por justa causa. Porém saber conduzir esses itens é uma dádiva que pode ajudá-lo a ser melhor. Apenas aceite e se orgulhe do que promover em benefício do seu próximo e do planeta."*

&

A crítica direcionada aos demais é sempre mais fácil de escolher do que a crítica a si mesmo. Parece o mais sensato e cômodo a fazer, isso é o que a maioria das pessoas pensa sobre o assunto, achando que pode ser o mais óbvio a fazer e, portanto, o menos doloroso. Todavia não é bem assim que seguem as leis do universo que permitem a você ter uma vida melhor e mais digna de viver.

Não estou dizendo que criticar seja uma atitude controversa ou errada, mas, sim, que o seu valor somente tem o peso ideal quando feita com justiça e proporção exata para corrigir um erro ou ato mal praticado, visando sempre o bem-estar de cada um ou de uma sociedade inteira.

Todos temos o direito de criticar, desde que preparados mentalmente e aptos para executar esta responsabilidade.

Sabemos quando podemos praticar tal ação ao entendermos o quão precioso é viver em harmonia com o próximo, com o princípio de ajudar e evoluir como pessoa. Essa consolidação somente é possível para aqueles que lutam pela vida, criando e compartilhando suas ideologias e nunca desistindo de praticar o que é justo com sapiência e bondade. Ou seja, somente tem direito a conduzir uma crítica ao mundo aquele que tem a praticidade de realizar o bem-estar da saúde mental e emocional de uma pessoa ou de uma nação, tendo em prol o objetivo da convivência agregada ao mundo humano e também o espiritual. Tenha um intelecto digno de respeito, seja sábio na hora de tomar decisões e se lembre sempre que a prática da crítica vem com o aprendizado de saber que é mais adequado se autocriticar antes de querer criticar.

## 50 — O HÁBITO DE VIVER FELIZ

*"O mais proveitoso para o ser humano poder ter um dia leve e com menos preocupações rotineiras é adquirir o hábito diário de meditar por alguns minutos matinais assim que despertar e também alguns minutos um pouco antes de repousar. Pois seu primeiro suspiro pela manhã lhe traz paz e tranquilidade para seguir em frente com força e disposição para realizar suas tarefas; no entanto, o último suspiro da noite vem acompanhado de uma energia mais relaxante, limpando suavemente as impurezas absorvidas durante o dia inteiro, preparando-o para o dia seguinte, assim como se fosse uma massagem resultando em uma leveza tanto para o corpo físico quanto para seu espírito."*

&

Adquirir o hábito de meditar diariamente, nem que seja por alguns minutos, faz com que se ajude a ter uma vida mais saudável, pois, com isso, você consegue mais motivação para praticar tudo com mais disposição, produzindo, assim, um maior desempenho na sua produtividade técnica tanto no seu corpo físico-mental quanto no emocional-espiritual. Isso vai tornando você alguém mais feliz e satisfeito com sua supraevolução em todos os aspectos da vida.

Respire intensamente o primeiro ar puro pela manhã, pois é ele que determinará como será o seu dia. Realize suas tarefas e responsabilidades com mais vontade e menos preocupações. Desperte seu instinto evolutivo e consiga mais inspiração ao realizar sua criatividade para assim ter mais sucesso nos seus objetivos.

E, com mais leveza e sabor de desabafo, dê o último suspiro na noite, prestes a repousar seu corpo e espírito, obtendo o descanso e relaxamento de todo seu esforço feito durante todo o dia. Isso permite recuperar suas energias para o próximo, reabastecendo sua aura e corpo para conseguir melhor sustentação e desenvolvimento no dia seguinte.

Contudo não se esqueça que sua maior fonte de energia está depositada dentro de si mesmo na sua parte astral, onde se encontram todas as possibilidades de você construir e manter sua vida da melhor maneira possível. Faça da sua meditação uma ferramenta de controle e manutenção vital. Adquirindo uma mente limpa, você passa a ter menos preocupações de estresse e depressão, mais disposição e regularidade ao dia a dia, fazendo de si uma pessoa mais plena e feliz e, consequentemente, mais elevada a sua ligação com o Reino de Deus.

## 51 UM SERVO APRENDIZ

*"A evolução do mundo depende de sua dedicação ao desenvolvimento dos seus conhecimentos, pois cada um recebe poucos dons, suficientes para conseguir fazer do seu habitat um ambiente melhor para viver. Por isso, não queira saber mais do que pode aprender nem queira ser melhor do que o outro; apenas aperfeiçoe o que sabe e seja sempre um humilde servo das leis de Deus."*

&

Muitas pessoas confundem o termo *"fazer o seu melhor"* com *"ser o melhor"* e essa interpretação é um diferencial de atitude equivocada, mostrando que quem pensa assim ainda não entendeu o verdadeiro significado da vida: o amor por si próprio e o saber amar uns aos outros com igualdade e familiaridade, pois somos todos irmãos e filhos do mesmo pai, nosso Senhor.

Ninguém é igual a ninguém, no entanto, todos temos o mesmo propósito, e cada um de nós temos qualidades diferenciadas, mas isso não quer dizer que você é melhor que aquele, nem muito menos de achar que tem o direito de se portar dessa maneira. Cada um tem sua dádiva neste mundo, é claro que distinta uma da outra, porém de absoluto valor à formação e sustentação à vida do ser humano.

Não deve haver diferença entre um lorde imperador e um carpinteiro, desde que sejam cumpridos com sapiência por cada qual sua posição e seu dever, pois um depende do outro para sobreviver. Por isso, o entendimento desse tema requer maior dedicação e afinidade.

Embora muitos ainda não deem o devido valor a esse princípio, por falta de conhecimento ou estudo, ainda, sim, esse ímpeto continua de pé, tendo seu valor além dos tempos. Acredito que, além dessa vaidade que predomina dentro de cada pessoa, ainda assim existe uma luz dentro do coração de todos, esperando por ser acionada e espalhar-se entre todos, iluminando cada vez mais os cantos de toda uma nação mundial.

Não queira ser o melhor entre todos. Seja o seu melhor, pois somos como um elo da corrente, cada um com sua força para mantê-la bem forte e sempre unida, ou seja, eu dependo de você e você de mim para sobreviver, sem haver desigualdade ou diferenças que podem enfraquecer essa ligação nos levando à lentidão do desenvolvimento espiritual de cada ser. Aliás, cada um pode seguir o seu rumo e caminhar por trilhas diferentes, mas todos os caminhos levam a um só destino, o reino de Deus.

## 52 UMA CHANCE PARA SEMPRE

*"As oportunidades o Senhor lhe dá, mas quem determina seus passos a seguir pelo caminho e dita seu próprio destino é somente você. Por isso, aceite de bom coração e aproveite as oportunidades de modo correto e humilde. Desfrute somente do necessário, pois as melhores chances lhe são oportunizadas nesse momento para conduzi-las com dignidade e sapiência. Uma chance dessas não se pode desperdiçar agora, pois ela pode demorar a surgir novamente – e quando voltar pode vir com menos intensidade do que hoje."*

&

Se você decide pedir ao Senhor por algo que seja proveniente da sua vida, esperando que seja atendido imediatamente e como desejou, esqueça e nem adianta insistir: será pura perda de tempo, pois não é assim que funciona. Nada lhe será dado de mãos beijadas com a facilidade que pretende, tudo depende do seu grau de dedicação à vida e do merecimento que conquistar.

A Deus cabe o dever de lhe dar oportunidades de conseguir o que quer, porém o restante fica a seu critério. Quem determina como e quando conquistar esse privilégio é você mesmo. Algumas portas se abrirão, dando-lhe a chance de seguir em frente e conseguir com seu esforço o seu objetivo, todavia, pode acontecer de outras portas não se abrirem quando e como se esperava. Isso não é um sinal de fraqueza e nem motivo para desistir, apenas não é o momento para tal fundamento, visto que você ainda não está devidamente preparado para tamanha responsabilidade. Não pense que esse acontecimento se trata de um sinal para perder sua crença e se render; pelo contrário, tenha o conhecimento de que no momento certo aquela chance lhe será dada, pois o que é seu por direito está guardado e no seu tempo certo chegará.

Portanto receba de bom coração e tenha gratidão. Saiba aproveitar as oportunidades que lhe são dadas agora, porque pode acontecer de outra chance igual demorar a retornar. Mostre que é digno de recebê-la e conduzi-la com agrado e sabedoria para que futuramente mais oportunidades possam surgir. Comece por baixo e suba degrau por degrau na sua escada da vida, sem querer dar um passo maior do que pode. Seja paciente e constante sem perder o foco da razão e do tempo, definindo, assim, sua capacidade de esperar pelo tempo de Deus e, principalmente, de ter conhecimentos para conduzir suas responsabilidades do seu melhor jeito possível. Seja humilde e tenha fidelidade em seguir os passos do nosso Senhor.

## 53 CLEMÊNCIA

*"Embora estejamos passando por um momento de lástimas e complicações pelo mundo inteiro, temos que ter consciência de que tudo isso foi causado pela própria arrogância dos homens, pessoas de baixo nível intelectual e de pouca devoção que apenas pensam no poder sobre todos e visam apenas o faturamento material. Apesar de tudo, não podemos nos entregar e permitir a vitória destes poucos desonestos. Devemos, sim, nós, a maioria da população que ainda acredita numa solução, lutar contra esse mal que nos aflige, pois temos armas que eles não possuem: a fé e a esperança na humanidade. Portanto fracos não somos nós; numa batalha seremos atingidos e feridos, porém continuaremos a lutar por nossa liberdade, mas fracos são aqueles que se escondem com medo de se machucar e, assim, não vão para uma batalha. Então se não pensar em nada a fazer, faça uma oração, pois à frente de sua corrente de fé se encontra o maior de todos os escudeiros, nosso Senhor Jesus Cristo."*

&

Não podemos julgar e muito menos sentenciar os seres de luz por erros cometidos por nós mesmos. Grande parte das pessoas culpa os anjos por tudo de adverso e ruim que acontece agora e isso é uma decisão muito equivocada, sem lógica alguma. Assim como cada um tem seu livre-arbítrio para tomar suas decisões, também cabe a si mesmo a responsabilidade a cada ação.

Como sempre digo, a culpa de tudo que acontece na sua vida não pode ser jogada nas costas dos anjos, pois eles não estão aqui, presentes em nossas vidas, para se responsabilizar por nossos erros. Cada um de nós escolhe o que pretende fazer com a própria vida. Os anjos apenas nos dão as oportunidades, mas o que decidimos é de total responsabilidade da gente. Se escolher seguir o certo a fazer, ótimo, pois com a certeza de viver melhor e promover o bem a humanidade você conviverá, mas se decidir seguir um caminho controverso, o de praticar o errado, concedendo o mal a cada um, com esse sentimento negativo terá que lidar.

É errado achar que só você sofre e, por isso, deve perder as esperanças, quando a você cabe a atitude de colocar as mãos na consciência e refletir, indagando suas próprias ações. Você não é o único a sofrer, a dor do sofrimento e maus tratos indevidos às pessoas de boa alma sempre existiram e assim sempre existirão. Cabe a cada um o dever de escolher o seu grau de elevação. Não perca sua fé jamais, porque é ela que mantém acesa a luz vital que nos aproxima cada vez mais do Senhor, ou seja, a conectividade entre o seu "eu interior" com o seu "eu superior".

Deus não falta com respeito a nenhum dos seus filhos, então o que devemos fazer também é não faltar com o respeito a Ele. Lembre-se, o sofrimento e dificuldade que você passa agora não são maiores do que o que foi sentido por nosso Senhor Jesus Cristo, que mesmo na sua vida dentre castigos e desprezos por muitos, ainda assim conseguia ter tempo para orar e pedir a Deus por misericórdia e perdão a todos. Espelhe-se em suas palavras e decida por honrar as suas palavras, seja contundente e aceite que os erros foram praticados por algumas pessoas de baixo calão, ou até por você mesmo. Reconheça e tente buscar uma solução para os seus próprios erros. Assim conseguirá alcançar o restabelecimento da paz que tanto deseja.

## 54   O PODER DA FONTE

*"A paciência é o foco da inteligência e o ápice da justiça para se conquistar algo desejado; seja lúcido em suas decisões e não deixe a ansiedade emocional prejudicar sua razão, pois aquele que caminha a passos curtos e lentos, porém eficientes, sempre chega mais longe na vida. A propósito, a energia positiva motivacional que habita em seu corpo e espírito, o poder em suas mãos, a inteligência em sua mente e a emoção de sentir em seu coração: usar essas fontes com sabedoria e amor pode lhe proporcionar muitos benefícios, inclusive a paz, saúde e felicidade."*

&

Cada momento que você se dedica a aprender mais sobre os ensinamentos que a vida lhe oferece, ainda acompanhando o grande valor e integridade da paciência, faz de você uma pessoa mais instruída, pois adquire o dom da sabedoria que, por si só, junto do amor e do saber amar, é um dos complementos mais importantes da vida.

Portanto não tome decisões nem aja precipitadamente, achando ser o caminho mais rápido e fácil de se chegar a algum lugar, pois essa atitude pode lhe trazer mais infelicidades e descontentamentos futuros. Acima de tudo, acredite no poder de Deus e, antes de qualquer coisa, confie na sua capacidade de realizar seu objetivo. Não tenha pressa, seja mais cauteloso e controle o volante que o guia pela estrada da vida. Caminhe a passos lentos e curtos, pois estes lhe darão a convicção de acertar e conseguir o que quer. Entretanto se escolher andar a passos longos e acelerados, desejando alcançar a chegada antes do tempo estimado, aumenta a probabilidade de tropeçar em seus próprios pés, dificultando o seu caminhar rumo ao sucesso.

Seja constante e pleno, porém sem perder sua convicção e eficácia. Saiba deduzir e diferenciar esses aspectos, mantendo sempre sua fé, pois, com ela, você pode conseguir tudo, desde que usada para o seu benefício e o de todos no mundo. Sem o poder da fé não se consegue nada. Acredite em si, entregue-se à luz do Senhor que Ele o guiará pelo caminho certo, assim lhe trazendo a paz de espírito, a calma para aprender, a sabedoria para ensinar e tomar suas decisões na hora certa, a saúde desejada e a felicidade tão esperada.

## 55   O GRITO DOS INOCENTES

*"Os fracos pensam que são os donos da razão e maiores do que os demais devido ao medo que têm de perder, afastando de si a vontade de vencer, sem saberem que realmente hão de se enfraquecer. Entretanto os fortes são aqueles que prevalecem lutando para conseguir um pouco, para terem o suficiente essencial para sua existência; estes se fortalecem a cada momento vivido com fé e amor, sem terem medo de perder, pois se contentam com o pouco que têm e clamam sempre por justiça, acreditando intermitentemente que dias melhores virão, algo que depende de quanta esperança se tem e, é claro, do seu nível de merecimento."*

&

Muitas pessoas sustentam a ideia que são mais poderosas do que os outros porque possuem alguns bens materiais de valor em comparação aos demais, sem manifestarem o propósito de ajudar aquele que precisa, pois têm medo de perder o que têm, vivendo numa realidade de ilusão de ótica astral. Na verdade, esses são os mais fracos, pois, por pura vaidade e arrogância egoísta, se enfraquecem espiritualmente por dentro, tornando o seu poder de defesa mais vulnerável, pois só pensam no seu próprio bem-estar e esquecem de ajudar aquele que necessita.

É raro, quase impossível, você presenciar alguém desse nível oferecer uma solidariedade ou caridade àquela pessoa que naquele momento passa por dificuldade. Isso simboliza a absoluta falta de entendimento sobre o valor da vida, mostrando ser incapaz de praticar o bem do companheirismo, simplesmente pelo sentimento de ganância.

Todavia, por outro lado, existem aqueles de bom coração que, apesar de não adquirirem uma boa renda ou bens materiais, assim como os anteriormente citados, possuem e carregam consigo um bem mais valioso e de grande poder: o sentimento e desejo de sempre querer ajudar, seja com um pedaço de pão, seja apenas com palavras. Esses, sim, lutam para sobreviver e, contudo, apesar de não possuírem riquezas extraordinárias, ainda assim, encontram uma maneira de dividir o que têm mesmo não sendo de grande valor material, é de grande valia àquele que recebe. Esses podemos considerar como pessoas fortes e bem servidas pela luz divina do Senhor. Sobre essas pessoas podemos dizer que são almas de luz, pois, apesar de toda a dificuldade que passam, todo o desprezo recebido, ainda assim conseguem ter fé e orar por dias melhores, sem perder a compostura de se preocupar com seu semelhante; esses, acima de tudo, podemos contemplar como verdadeiros heróis do mundo em que vivemos.

## 56 — O SUSPIRO DO RENASCER

*"Quando sentir-se triste ou cabisbaixo, com uma sensação de dúvida e constrangimento, achando que está parado no tempo sem poder fazer nada de útil, feche então os olhos e respire fundo por alguns instantes ininterruptos. Suavemente abra as portas do seu interior, sinta profundamente sua paz de espírito e o amor que corre no seu coração. Busque as respostas na voz do seu próprio eu, assim conseguirá as forças ideais para prosseguir pelo caminho do renascimento e vencer os desafios que surgirão."*

&

Os sentimentos que assombram sua vida, tomando quase que por inteiro seu corpo emocional e mental, o levam a tomar decisões precipitadas a ponto de achar que fracassou ou que somente comete erros, que nada dá certo para você, podendo influenciá-lo e até mesmo levar a se render dessa batalha que chamamos de vida. Essa é uma sensação comum de acontecer, de absoluto feitio do ser humano. Isto é um caso de vulnerabilidade do seu estado astral e pode ser tratado e resolvido se você assim decidir.

Esse momento de instabilidade e negativismo nada mais é que um desequilíbrio na sua balança vital, permitindo que suas energias negativas se elevem a um nível desproporcional ao das energias positivas. Mas não se preocupe: não é o fim dos dias nem mesmo um enigma indecifrável e, portanto, sua solução pode ser bem simples e mais fácil do que parece, podendo ser resolvida em pouco tempo. Tudo depende de você e de quanto quer resolver essa adversidade.

O processo é simples, pois essa força negativa, que por um momento lhe preocupa e atormenta, é criada e gerada dentro do seu "eu interior" a partir dos seus medos e possíveis fracassos rotineiros. É uma desnivelada que acontece por seu nível de autoconfiança estar muito baixo ou até mesmo lesado, a ponto de comprometer sua base de manutenção e sustentação espiritual. Seu corpo é uma máquina que produz forças energéticas para sua sobrevivência. Entretanto, assim como pode produzir energias positivas, de grande valor e necessidade para seu sustento, ele também pode se enfraquecer e produzir energias negativas. O mais certo a fazer é prevalecer a sua balança no ponto de equilíbrio constante, nem mais nem menos.

Todavia, quando ocorrer esse fato, o mais propício e sensato a fazer é combater essa variação, reequilibrando seu estado emocional, balanceando as duas partes. Para tornar essa possibilidade concreta e confortável de fazer, a você basta a tarefa de buscar pela cura dentro de si, pois se teve a capacidade desse mal se gerar dentro de si, também terá a capacidade de buscar a cura e virar esse jogo, tornando sua vida mais sublime e serena.

Resgate dentro de si as forças para combater essa preocupação, adicione um tanto necessário do amor que existe no seu coração, tenha a sensibilidade para transformar seus pensamentos obsessores em novas ideias de grande probabilidade de sucesso, convoque para si novamente a presença do Senhor e, por meio de preces, orações e de tudo aquilo que é bom, permita que Ele esteja forte e perto de você, sempre disposto a ajudá-lo. Deus não se afasta de nós em momento algum, nós é que nos afastamos Dele com nossa falta de devoção, comprometimento e gratidão. Permita que o amor e o poder de Jesus habitem em seu coração e que, ali, permaneçam para sempre.

## NATUREZA SUPREMA

*"O esplendor exótico da bela natureza nos reserva uma supremacia infinita sobre os valores da vida humana, ensinando-nos e realizando conceitos vitais e suas importâncias para a preservação do mundo e dos seres humanos que nele habitam, proporcionando a todos nós benefícios e qualidades antes pouco explorados pelo homem, porém muito bem expressados por aqueles determinados a evoluir e desenvolver o bem-estar a todos."*

&

A natureza referida é nosso ponto extrativo de todos os benefícios para a subsistência do corpo físico. Isso é um fato já conhecido por todos, porém o que muitos não entendem é que ela também é uma fonte energética de grande função para nosso espírito. Se ainda não entendeu esta questão, terei o maior prazer em lhe explicar.

O planeta todo é formado por elementos naturais que são de grande relevância ao nosso sistema vital, mas também indispensáveis para a vida astral e espiritual. Posso dizer que a água, que tem grande magnitude na alimentação e manutenção do seu corpo material, também é um grande adicional para sua limpeza espiritual, pois quando você toma um banho de águas naturais em uma cachoeira, no oceano ou até mesmo numa ducha de casa, você sente um grande alívio e leveza, não é verdade? Essa agradável sensação é distribuída por todo seu corpo, lhe devolvendo um relaxamento astral que, por sua vez, possibilita a revitalização do seu mental e emocional, proporcionando a você mais disposição para o novo dia.

O ar, fundamental para a sobrevivência do ser humano, é também uma grande ajuda para seu corpo espiritual: quando se está com preocupações estressantes a primeira coisa que você pensa em fazer é se isolar por alguns instantes e respirar fundo para, por meio de uma prece, recuperar ou resolver o que antes parecia incomodá-lo, dando-lhe, assim, paz e serenidade para passar uma régua e reiniciar o seu momento presente.

A terra, por sua vez, é o elemento responsável pela produção dos alimentos férteis para o desenvolvimento e processo do corpo físico. No entanto, é ela que permite seu vínculo de raiz aos seus *chakras* principais do corpo astral cósmico com o físico material. Vai me dizer que você não aprecia o belo cheiro de uma flor na mata ou em um jardim florido? É deslumbrante, não é? Pois ao cheirar uma bela rosa você sente aquela sensação de volta ao coração, o frescor do amor.

Não podemos nos esquecer do calor do fogo, principal elemento para a imunidade de nosso corpo material, é responsável pelo aquecimento do nosso espírito, mantendo as energias vibracionais sempre em harmonia, num equilíbrio constante entre nossos planos. Sem contar que é por meio do fogo que surge o calor humano e, consequentemente, o calor do amor entre todos.

Isso é muito cativante para nós, portanto, devo aqui me expressar e dizer que tudo é absolutamente de fundamental valor para a vida do ser humano e, sendo assim, cabe a cada um de nós respeitar cada elemento com dignidade e gratidão. E como podemos fazer isso? Simples, é só dar mais valor à natureza, permitindo-a sobreviver e, consequentemente, produzindo cada vez mais qualidade de vida, não querendo desmatar e poluir, eliminando aquilo que faz vida em você.

## 58 SINCERA COMPAIXÃO

*"É comum abraçar alguém, mas raro é transmitir ao seu coração um sentimento de compaixão. É fácil dar a mão para alguém se levantar, o difícil é passar a essa pessoa força emocional para que possa seguir em frente. É simples aconselhar aquele necessitado ao seu lado, complicado é lhe dar consolo e abrigo em seus braços. Porém o mais desumano dos pensamentos é saber que de alguma forma você pode ajudar seu semelhante, mas se omitir virando-lhe as costas sem oferecer o que pode para confortá-lo, por simples egoísmo e vaidade. O sentimento puro de amor e solidariedade, esperança e bondade não devem ser vendidos, mas, sim, ofertados e compartilhados com seu próximo, alimentando ambos os espíritos. Portanto, se quer ser feliz, faça o que o deixa feliz e conforta o coração de todos."*

&

Muitas pessoas fazem algo para os outros sem querer fazer nada. Muitos se abraçam, mas, na realidade, não transmitem nenhum tipo de solidariedade; muitos entregam alimentos aos seus semelhantes por sentir alguma obrigação, porém não têm nenhum propósito de querer alimentar essa pessoa. Muitos aconselham os outros, mas, ainda assim, não desejam que tenham sucesso ou consigam dar certo na vida; e muitas pessoas dizem "eu te amo" sem querer dizer nada realmente. Isso tudo vai ao oposto da sinceridade e do saber viver feliz e com dignidade.

O ato de ser uma pessoa correta, e com bondade verdadeira no coração, demonstra que esta tem a capacidade de se tornar alguém bem evoluído espiritualmente apenas por conseguir compreender o valor do amor e da irmandade existente dentro de todos. Esses valores em alguns estão um pouco apagados ou são de expressão limitada, mas nunca deixam de estar dentro de você, apenas estão lá esperando despertar desse sono profundo e poder se libertar e expandir seus sinceros sentimentos.

Seja ao máximo, ou, pelo menos, tente ser, uma pessoa humilde e sincera, porém não se deixe levar por falsas ilusões. Transmita a todo tempo sentimentos calorosos e de boa intenção desde que não usados apenas a seu propósito pessoal, mas em prol do bem de todos aqueles que precisam de ajuda. Pois amar aqueles limpinhos, vindos de uma situação bem estruturada, é fácil, mas conseguir ter o mesmo sentimento por aqueles que se deparam com a sujeira, a fome, o frio e a miséria é mais complicado. No entanto, na maioria das vezes, são desses pobres que saem as melhores palavras de inteligência.

Dê campos para descobrir novos horizontes. Fertilize seu pensamento e transforme isso em ações de caridade e compaixão, pois é a partir desse momento que acendemos a chama da verdade que permite a você encontrar o caminho certo para a felicidade.

## 59   O SANTO GRAAL

*"Para aquelas almas puras e de bom coração, decididas a seguir o caminho do bem, ofereço a degustação de nossa santa ceia. Mesmo para aquelas indecisas e indefinidas também é ofertado o direito de sentar-se conosco e saborear do nosso alimento. Pois aqui não combatemos o fogo com fogo, apenas tentamos apagar a chama do mal com a água santa do amor, desvendando seus olhos para poderem enxergar a vida como um todo, com uma visão clara de respeito e gratidão, dando-lhes aconchego e banho com o mais sagrado ramo da paz."*

&

Todos somos filhos de um mesmo pai, porém a cada um de nós cabe o dever de tratarmos uns aos outros com igualdade e solidariedade. Eu não sou diferente de você nem de nenhum ser humano, independente da sua distinção racial ou posição social. Todos somos tratados iguais perante as leis e os olhos do Senhor. Por isso à minha mesa eu convido todos para participar do desjejum, desde o mais pobre até o mais rico, já que nessa casa santa o poder das leis dos homens não tem influência alguma, somente as leis dos anjos, porque aqui quem reina soberano é Deus.

Embora muitos ainda tendam a seguir o raciocínio de que um é mais forte do que o outro, achando ter maiores direitos sobre cada um dos outros, a verdadeira resposta é que daqui nada levamos, exceto os ensinamentos que, ao longo do tempo, nos foram passados. Todos somos iguais, porém em vidas diferentes, mas isso não nos dá o direito de tratar o próximo com desigualdade ou desprezo, pois cada um tem sua vida e função no mundo para fazer o melhor que for para todos.

Todavia um pode ser mais culto do que o outro, pois resolveu mais cedo adquirir o hábito de estudar e compreender melhor sobre a religiosidade e a fé. A crença é parâmetro absoluto para saber viver e de que modo viver, no entanto, cabe a estes o dever de ensinar e explicar ao seu semelhante os valores da vida e o quão importante é acompanhar a fé, ter esperança e cultivar o amor no seu coração.

## 60 A PUREZA DE UM LAR

*"Quando tiver a vontade de acender uma vela ou incenso, acenda, sim, acompanhada(o) de uma pura oração. Abra as portas e janelas de sua casa e permita que as energias positivas adentrem no seu lar e também no seu coração, aceitando então e agradecendo pela paz e o amor concedido pelo nosso Senhor. A chama da vela aquece seu espírito e envolve todo o local com uma aura protetora, dando-lhe tranquilidade e paz. O aroma suave e gostoso do incenso abrange toda sua alma e corpo, limpando e o harmonizando, proporcionando a você e a todos aqueles que habitam este local a leveza e felicidade essenciais em nossas vidas."*

&

A luz da chama acesa de uma vela e o amor caloroso que ela lhe transmite são de grande importância para cada um de nós, pois sua energia é produzida por sua fé, pelo seu "eu interior". Assim se demonstra que dentro de você, apesar de todas as controvérsias existentes no mundo, ainda assim habita um sentimento de esperança viva que lhe enriquece a motivação intuitiva a fim de melhorar a convivência dentre todos no seu lar e entre todos aqueles da sociedade, construindo um elo constante entre o seu mundo atual e o astral.

Assim como a luz da vela há também um item que pode ajudar se adicionado a ela: é o incenso, que por sua vez age como complemento adicional para seu desenvolvimento nas áreas espirituais e materiais. A vela ilumina, o incenso harmoniza e juntos purificam e energizam cada canto do seu lar e sua alma áurica, predominando como acessórios indispensáveis ao seu equilíbrio e suporte mental que certifica a você cada vez mais consistência e razão para produzir novos ideais, tornando-os objetivos e capazes de ser realizados com sucesso. Eles fazem de você, a cada dia, uma pessoa mais culta e feliz, sabendo que o importante é sempre agradecer ao Senhor pelo que conquistou e não reclamar daquilo que ainda não conseguiu.

Portanto, sempre que puder ou sentir necessidade de uma ajuda do além, que não possa ser encontrada aqui, acenda uma vela e uma vareta incensadora e conseguirá se encontrar com Jesus Cristo e com os seres de luz enviados por Deus, concedendo-lhe mais felicidade e maior vontade de aproveitar a vida em seu todo. Deixe a luz e o aroma aquecerem seu coração e abrir novos horizontes à sua vida. Você se sentirá mais limpo e leve, disposto a seguir e passar aos seus próximos essa mesma energia encantadora.

## 61 TEMPO ROYAL

*"Todos os momentos são relevantes e de suma importância para a vida do ser humano. Você pode desfrutar de boas lembranças que viveu antes, mesmo sem poder mudá-lo, e também imaginar como planejar e viver seu futuro próximo, repleto de prosperidade e paz. No entanto, o tempo que mais importa é aquele pelo qual você vive agora, o presente momento, pois, é nele que você decide quais decisões tomar e qual rumo seguir para construir o dia do seu amanhã."*

&

A real supremacia da vida é composta pelo tempo e a sua vontade de viver, intelectual e dignamente, a cada momento. A você cabe a decisão de querer, ou não, ser feliz e com mais harmonia.

Muitas pessoas se sobressaem, deixando de lado o grande alicerce da nossa passagem por esta vida, as boas lembranças e até mesmo aquelas que não foram de muita felicidade para si. No entanto, digo afirmativamente e, com grande conclusão, que aquelas más lembranças nos servem de lição para detectarmos o foco dos erros e não mais tornarmos a repeti-los novamente, já que é impossível consertar o passado, pois o que passou já está escrito. Embora ninguém possa voltar ao tempo que já se passou e corrigir o que já aconteceu, cada um pode aprender seus valores e construir um novo presente, planejando um futuro mais promissor.

Já as lembranças boas funcionam como um motor incentivador produtor de energias positivas, fundamentais para motivar você a tomar decisões de grande valia e, como consequência, grande sucesso e evolução corporal e espiritual.

O tempo é a grande realeza que pode, ou não, definir a pessoa. Tudo depende daquilo que se deseja seguir e como se pretende o fazer. Devemos, sim, dar mais valor ao nosso passado, pois é ele que influenciará determinando o presente. Entretanto não podemos nos apegar exclusivamente às lembranças passadas: temos que saber e entender a relevância que temos na nossa realidade e ter a compreensão que o melhor a fazer é viver bem e intensamente o agora.

## 62 O CAMINHO DA ACEITAÇÃO

*"Antes de ser humilde, deve entender o princípio da simplicidade, porém, para ser simples, você deve se tornar uma pessoa solidária e, para entender o valor da solidariedade, tem que aprender sobre a caridade. Seguir e praticar gestos de bondade como esses indica que você está caminhando pelo rumo certo em busca do alcance da compreensão da vida."*

&

Os valores e princípios humanitários não têm preço, independentemente da sua posição social. A grande riqueza que cada um pode adquirir é interligada à conduta postural que você terá diante dos seus semelhantes. Seja simples e seja você mesmo, espontâneo e pleno, porém sem se gabar de um ou de outro. Esteja sempre à mesma altura da outra pessoa, adicionando, assim, mais uma qualidade ao seu ser, a humildade que deriva, integralmente, de outras ações e posturas que são mais bem-vistas pelos olhos do Senhor e sua expectativa de vida.

São elas coisas simples e de nenhum grau de dificuldade de execução quando feitas de bom coração e esparsa determinação: simplicidade, solidariedade, caridade, companheirismo, igualdade, compaixão, amor, dentre muitas outras infinitas espalhadas pelo universo.

Cumprindo rigorosamente esses tópicos de desenvolvimento interior, estará, automaticamente, seguindo a estrada certa da vida que o levará ao encontro do mar de realizações e felicidades impostas a você.

## 63. NO LIMITE DO DESTINO

*"Não é o momento de suplicar aos anjos por misericórdia, mas, sim, de se unir aos outros numa corrente de fé, esperança e justiça, acreditando que, por meio da conscientização de todos, podemos tudo mudar. Não fique parado de braços cruzados esperando a sorte bater à sua porta porque isso é uma falsa ilusão. Caminhe e crie sua própria sorte, que, aliás, é reconhecida como responsabilidade competente. Mostre que você tem seu alto valor, pois quem anda ao lado do Senhor e a favor do amor não precisa temer a derrota já que ao longo da estrada da vida e com paciência se encontrará na sua frente a vitória, e isso, sim, é a maior demonstração de crença nas leis divinas do universo."*

&

Podemos passar por um tempo de caos e perturbações, sendo atingidos por energias extremas de negativismo devido à calamidade momentânea pela qual vivemos, influenciando nossas decisões e nos levando, até mesmo, a praticar atos baixos, que têm grande proporção em nossos valores sentimentais.

Entretanto isso não é motivo para nos entregarmos e desistir de lutar. Você acha mesmo que só agora existe o sofrimento? Que você é o único a sofrer a ponto de causar dores a outras pessoas também? Você acha correto colocar a culpa nos outros, indevidamente? Já parou para pensar que a culpa pode ser totalmente sua e que os erros podem ter sido causados por você mesmo?

Não somos os únicos a passar por um tempo de sofrimento e adversidades que nos levam ao desgosto de viver, dizendo que a culpa é sempre do outro. Houve em outras épocas – e sempre há de existir – esse sentimento para além dos tempos, mas podemos simplificar e reduzir esse grau negativo.

O importante é não se entregar, em hipótese alguma, mas, sim, se unir uns aos outros com o propósito de buscarmos forças resolutivas com o universo astral e os anjos que sempre estão a nos ajudar e sempre favorecem aqueles que escolhem lutar. Por meio de muitos estudos e esforços, determinado a aprender e entender as pessoas, descobrindo o grandioso valor da vida, cheguei à conclusão de que nada acontece por acaso. Tudo tem seu devido motivo e agora sei que, se há algum problema contido dentro de nós, também dentro de nós podemos encontrar o remédio para solucionar o caso.

Julgar o outro e nele colocar a culpa parece ser a saída mais fácil para se livrar de algum inconveniente, não é? Mas realmente não é dessa maneira que chegaremos a um consenso. Devemos buscar as respostas dentro de nós mesmos, no "eu interior" que vive em constante ligação com nosso "eu superior". Assim conseguiremos, de forma acertada, curar o mundo e criar um vínculo de harmonização e paz entre todos.

## 64 SAGRADA FELICIDADE

*"Voe como os ventos, levando a todos os cantos sua paz e compaixão para as pessoas, lhes aqueça com o calor da sua fé transmitindo-lhes seu amor, refresque suas almas com as águas límpidas do seu mar de tranquilidade, fertilize com sua terra sagrada o solo de suas vidas dando-lhes saúde e forças para continuarem em frente e passe ao máximo de almas vivas seus ensinamentos adquiridos ao longo do tempo, aprendidos com os anciãos e espíritos de luz. Assim, transformará sua vida e o mundo em um ofício de maior qualidade e mais felicidade."*

&

Dentro de cada um existe uma luz própria, prioritária ao nosso bem-estar espiritual e, consequentemente, a nossa saúde física, mental e emocional. Todavia essa mesma fonte de energia iluminadora pode ser, ou estar por um momento, menos irradiante em alguns e mais em outros, não sendo um motivo de desespero e aflição, pois ela sempre vai acompanhá-lo pelo seu caminho, aonde quer que vá. Como e quando a utilizar é uma questão que só você pode definir, provavelmente e preferencialmente no momento certo de fazê-lo.

Muitos despertam o sentimento recorrido da dúvida e não se baseiam na razão da certeza para ativar e engrandecê-la ao seu redor, preferindo somente se beneficiar daquilo que é conveniente a si mesmo, esquecendo um dos mais importantes princípios da vida em sociedade, que é a solidariedade. Nosso Senhor Jesus Cristo já nos diz desde os tempos primórdios, "ajudai uns aos outros como a si mesmo". O ímpeto dessas palavras é que não podemos escolher ser mais ou melhores do que nossos semelhantes, mas, sim, sabermos viver todos juntos em familiarização de sociedade, tendo, acima de todos, o conceito de igualdade em massa.

Por conseguinte, posso dizer que cada um é de um jeito e que não somos todos iguais, porque cada qual possui uma vida distinta da outra. Cada indivíduo tem, por si só, um papel, uma tarefa a ser cumprida, criando seu próprio valor em meio a todos, mas todos os caminhos nos levarão a um mesmo lugar, o reconhecimento espiritual do Senhor e o gesto de amor em família.

Alguns de nós entendem qual o real valor da vida, pois se dedicam mais ao aprendizado e compreensão sobre o assunto, sendo, assim, mais desenvolvidos do que outros. Para estes não cabe, exclusivamente, estar juntos no mesmo local, mas, sim, levar essa luz ao máximo de lugares possível, ainda que nos lugares mais escuros, frios e tristonhos do planeta, isso não faz diferença. O que mais importa ao seguimento desse propósito é levar e oferecer a essas pessoas sua luz para poder iluminá-las, seu calor para poder aquecê-las e, principalmente, seu amor para que possam amá-las.

## 65 — UM SER ABSOLUTO

*"Um ser absoluto é aquele que batalha e vive com o princípio de honrar a memória dos seus antecedentes, com o propósito de criar uma garantia de conforto aos seus filhos e descendentes, conservando, assim, o seu legado de responsabilidade existente dentro de você. Pois é dando que se recebe e, quando se proporciona o bem ao seu semelhante, sempre receberá mais das mãos de Deus."*

&

O ser humano que decide viver por um princípio de valor moral numa relação com os astros adquire, por si só, uma relação de alta fidelidade com sua família, passando a pensar não somente no seu bem-estar, mas também no que pode fazer e oferecer aos seus dependentes, sucessores do seu legado, sem criar uma barreira entre o tempo e sua vida. Por conseguinte, foi dessa forma que essas pessoas aprenderam com seus descendentes, por meio da educação capaz de mostrar o quão importante é para cada um existir um sentimento de respeito mútuo entre todos.

Cada um que aprende isso sabe que o mais importante não é fazer tudo por si mesmo, mas saber compartilhar com seus filhos para que haja um mínimo de conforto e ensino para eles também, podendo, assim, estar preparados para viver, e vencer, os desafios que a vida coloca à sua frente. Com isso, podem também passar esses mesmos aprendizados que você recebeu dos seus pais para os filhos dos seus filhos e assim por diante, mantendo, dessa maneira, não apenas o seu nome, mas a história de toda uma família.

Dando hoje tudo aquilo que lhe é possível oferecer para o bem do seu semelhante, se conquistará automaticamente o direito de receber em dobro a gratidão do Senhor amanhã. Esse é o leal e puro propósito de viver com o adjunto sucessivo da compaixão, passado de geração a geração.

## 66 O MILAGRE DOS ALPES

*"A vida nos reserva altos e baixos acontecimentos, porém a evolução do homem depende somente de si mesmo e de aceitar os fatos presentes. Entretanto o arquiteto do universo projeta longos e belos caminhos para aqueles que desejam seguir em frente dignamente com os passos da fé. Respire amor e exale gratidão, assim como as flores de um campo formoso absorvem o ar puro para soltar seu agradável perfume encantador, purificando e fortalecendo seu coração para atingir a paz de espírito e a felicidade que existem em você."*

&

Às vezes, o ser humano tem tanta convicção em praticar o mal às outras pessoas que acaba prejudicando a si mesmo por não saber medir a intensidade de suas consequências.

Porém ainda existem aqueles que, mesmo sendo machucados, ainda se propõem a curar as feridas de todos, estes são determinantes para a prática do bem sem esperar por nada em troca ou reconhecimento das pessoas, mas, sim, vistos por bons olhos do Senhor.

Tudo depende do seu ponto de vista, então passe a ver a vida com os olhos do coração espiritual, assim conseguirá enxergar novos horizontes e verá que muito ainda tem por se aventurar e conquistar para beneficiar nosso próprio bem destinado.

## 67 O PESO DO SABER

*"Ser paciente e ter tranquilidade para tomar suas decisões é ter sapiência para poder acertá-las no momento ideal. Muitos vão criticá-lo ou até mesmo subestimá-lo achando que são mais inteligentes do que você, isso é um fato que terá que aprender a lidar e suportar. No entanto, o sábio não é aquele que somente critica em vão, mas, sim, aquele que antes compreende as dificuldades do seu semelhante para dar uma resposta sensata com o poder do coração e a força certa da razão."*

&

Não adie seu tempo objetivo em vão: faça tudo com cautela e no seu devido momento para não cometer erros. Germine sua mente e fortaleça seus sonhos, elevando sua linha de vida além do que os olhos humanos podem ver. Sonhe e acredite na sua capacidade de luz, pois se você é capaz de sonhar, sem sombra de dúvida também é capaz de realizar.

Afinal germinar e fertilizar sua mente é um procedimento de evolução do seu corpo e espírito. Portanto essa é a melhor maneira de poder se encontrar e, encontrando o seu caminho justo para a vida, levar-lhe a paz e felicidade armazenadas dentro de si, até então adormecidas, somente esperando para despertar e trabalhar. O momento é agora, deixe seu dragão de esperanças sair da toca e voar em sua direção.

## 68 DO OUTRO LADO DA VIDA

Em memória a todos aqueles nossos entes queridos que partiram deste plano para o outro, mesmo assim continuando aqui juntos de nós para sempre!

> *"Quando uma pessoa próxima e muito afetiva em nossas vidas parte desse plano para o outro, ela não nos abandona, apenas se torna um anjo. Continua nos olhando e protegendo do mundo espiritual para o material, sempre estando o máximo de tempo possível ao nosso lado, tanto nos momentos tristes quanto nos felizes. Agora, essa pessoa está ao lado do Senhor e dos seres de luz aprendendo com afinco seus ensinamentos e leis divinas, mas continuando sempre a nos abençoar e ajudar, iluminando-nos com seu brilho. Tenha-as como um exemplo de pessoa que agora é um anjo feliz, não fique triste, pois o seu sofrimento não é maior do que o dela por vê-lo sofrer. Alimente sua alma com o amor intensivo que sempre esteve presente entre vocês, guarde as boas lembranças de como foi e saiba que continuará sendo importante, pois do outro lado da vida também se vive."*

&

Passamos por momentos delicados, porém compreensíveis, onde as pessoas estão entrando em colapsos emocionais e mentais sem saber como lidar com essa situação. Eu digo que agora é a hora de reagir sabiamente. Não temos mais tempo para esperar e adiar nossos problemas, temos que abrir os olhos para ver tudo o que está acontecendo e buscar uma solução. É preciso que todos ouçam a voz do seu "eu interior" para que se fortaleçam espiritualmente e não pensem em desistir.

É o momento de darmos as mãos, unindo nossas forças, e criar um poder supremo de defesa e solidariedade. Temos que estudar o sofrimento dos nossos antepassados e entender como conseguiram se libertar dessas correntes. Precisamos deixar de pensar unicamente em nós, mas em um todo como um futuro promissor, agindo e fazendo a diferença agora. Sem lutar, sem demonstrar uma reação, não conseguiremos vencer nada, muito menos nossos próprios medos.

Porém, se nos esforçarmos e dedicarmos mais a esse propósito devidamente, podemos alcançar nossos objetivos. Uma gota de suor que escorre agora pode se transformar em várias lágrimas de felicidade amanhã.

## 69 UM GESTO DE ESPERANÇA

*"Não é preciso falar para que alguém possa escutá-lo, você pode apenas dizer o que sente por um simples olhar e com a prática de boas ações para ajudar o seu próximo. Seja sincero e faça de bom coração, não espere por alguma coisa em troca ou até mesmo por gratidão, muito menos pela perfeição. Quando você fizer ou disser algo, dê o melhor de si, expressando sua atenção e compreensão, assim sentirá o amor de Jesus cintilando em suas mãos, pois não podemos ser o melhor de todos, mas podemos entre todos fazer o nosso melhor."*

&

Não é necessário caminhar com os pés no chão para conseguir alcançar seu destino, basta apenas fechar os olhos, dar as mãos à sua imaginação intuitiva e permitir-se voar além do horizonte que você pode chegar lá. Tenha sempre a esperança consigo e não tenha medo de errar, pois somente aqueles que acreditam, e tentam alguma coisa de valor indutivo, poderão realizar o extraordinário na vida.

Para se viver bem hoje, almejando a felicidade do momento, é preciso que produza o amor no coração a fim de iluminar sua aura e, também, saber compartilhá-lo com aqueles que estão ao seu lado sempre. Viva o presente de forma fabulosa, aproveitando cada instante, pois o amanhã não nos compete, mas poderá ser contemplado com grande gosto se você souber desfrutar com sapiência um dia de cada vez. Seja feliz hoje para estar bem amanhã.

Afinal quem sonha em ter um dia promissor de paz e cheio de realizações alegres tem que entender o fundamento de ser feliz e poder transmiti-lo para todos. Faça um gesto de caridade e compaixão neste presente momento para receber a gratidão e reconhecimento ao novo amanhecer.

## 70 GRAN FAMÍLIA

*"Ter uma família plena e feliz é como ver uma torre de rochas à beira-mar e saber que, apesar de as ondas baterem nela com grande intensidade, sempre resistirá para além das dificuldades do tempo. É empilhar pedras ao pôr do sol, sabendo que lá poderão estar no próximo dia, pois você acredita no seu equilíbrio e amor; estes são imunes às adversidades que podem acontecer, já que, de cima, a luz lhes acompanha e lhes dá resistência. Assim você deve ser perante a sua família, tendo respeito, gratidão, afeto e equilíbrio ao tomar decisões ou dizer algo. Pois uma palavra mal expressada ao seu semelhante pode ser erroneamente interpretada, podendo machucar mais a você futuramente do que a ele no presente momento."*

&

Ter uma família abençoada por Deus é saber respeitar e aprender com os mais velhos, pois eles têm mais experiências do que você e podem lhe ensinar os valores da vida mais do que imagina; é manter sempre vivas as almas daqueles que já partiram ao plano espiritual para que lhe sirva de um forte alicerce da história para o futuro; é saber ser respeitoso e caridoso ao seu próximo; é saber que, apesar das desavenças e dificuldades pelas quais você passa, sempre terá um ombro amigo para o confortar; é saber amar e ser amado; é ser gracioso com quem está ao seu lado e poder ajudá-lo quando precisar; é saber que, apesar de tudo, você pode, e deve, ser sempre grato ao Senhor por ter lhe concedido a benção de ter uma família de luz para iluminar os seus passos aonde quer que você vá. Contudo agarre-se forte à sua família e abrace cada um igualmente, dizendo que ama pertencer a ela. Aproveite cada dia como se fosse o último para ter menos possibilidades de se entristecer no final, preservando consigo apenas os momentos bons e felizes que passaram juntos.

## 71 — O SUSSURRO DA BONDADE

*"A luz mais bela e radiante que você pode presenciar durante o dia é aquela que vê ao amanhecer, abrindo os olhos do coração e se banhando com os mais puros raios de Sol. Entretanto a meditação matinal é o modo mais completo e eficiente de renovar e fortalecer suas propriedades energéticas do corpo e da alma. Sussurrando suavemente, e aos poucos no ouvido do espírito, você atinge e absorve o necessário, o suficiente para desenvolver o seu dia bem. Contente-se com o que tem e tenha orgulho e gratidão daquilo que recebeste e por suas decisões tomadas, desde que feitas a favor da bondade, pois ações geram reações e é muito importante escolher corretamente hoje para não se arrepender depois."*

&

Se quer entender e contemplar os segredos do universo, deve antes escolher ser transparente, respirar vida e transpirar bondade. Não queira apagar a escuridão do vazio com o fogo da maldade e do ódio: acenda uma vela de amor e paz para iluminar seus caminhos, seja pleno e cheio de esperanças, assim sempre terá a luz para enxergar o que está a sua frente e por onde caminhar até chegar ao seu destino ideal.

Aqueles que seguem os princípios da compaixão, fraternidade e solidariedade, por ato de caridade ao seu próximo, caminham pelo lado brando da vida.

Cada um possui livre-arbítrio para poder escolher o que quiser fazer de sua vida, porém somente aqueles que decidem seguir o propósito de ajudar simplesmente considerando todos como iguais andam a passos iluminados da igualdade, se banhando com a chuva de graças do Senhor.

## 72 A PASSOS DE GIGANTES

*"Grande não é aquele que se autodenomina maior do que os outros, mas, sim, aquele que se considera pequeno e, mesmo assim, ajuda o seu semelhante como pode, esperando ser julgado e considerado por outras pessoas por suas atitudes; grande não é aquele que prefere tirar sua própria dor, mas, sim, o que escolhe tentar fechar as feridas do seu próximo; grande não é aquele que quer sanar sua própria sede, mas, sim, divide sua água com aqueles sedentos; grande não é aquele que se esbanja de uma ceia farta, mas, sim, o que reparte seu pequeno pedaço de pão com quem tem fome satisfazendo-o; grande não é aquele que sente prazer em cravar a espada no peito do outro tirando sua vida, mas, sim, aquele que sofre durante anos e, mesmo assim, não desiste de tentar arrebentar as correntes da sua própria prisão; e, por fim, grande não é aquele que vira as costas nos momentos em que você mais precisa de ajuda, mas enxerga e compreende o momento difícil pelo qual você passa e, ainda assim, lhe estende as mãos a fim de levantá-lo, mostrando o caminho certo e como caminhar por ele."*

&

Tantas barbaridades e fatos violentos adversos cometidos pelo ser humano contra sua própria espécie só demonstram que as pessoas sabem muito pouco das leis e que ainda compreendem menos ainda sobre a justiça. A lei e a justiça são tópicos completamente diferentes. Uma pessoa procura saber das leis que foram criadas pelos homens, porém se afasta cada vez mais do que realmente importa, a justiça sagrada, que tem seu valor sacramentado pelos seres de luz.

O homem criou as leis para se beneficiar materialmente dos considerados mais fracos, sem pensar que o sentimento de amor e solidariedade entre todos tem maior valor na vida em grupo do que a singularidade individualista de poucos.

Então podemos chegar à conclusão de que o ser conhece as leis errôneas escritas pelo homem, mas quem realmente entende da justiça divina são os anjos e algumas poucas pessoas interessadas em seguir esses princípios da vida. Essas compartilham entre si e aprendem para poder ensinar aqueles dedicados e determinados a viver bem.

## 73 CORDEIROS DE DEUS

*"Aqueles que contemplam seus trabalhos desde os primórdios até hoje e para todo o sempre, seguindo e espalhando os princípios de Deus para toda a humanidade, sempre tentando levar a paz e a felicidade aos homens ao invés da discórdia entre eles, estes são considerados verdadeiros guerreiros de luz da Santíssima Trindade do Senhor, tendo como missão transmitir principalmente aos menos entendidos o real valor da vida em família e o que lhes pode ser proporcionado. Lute sempre, usando as armas abençoadas dos anjos que o levam à vitória divina e não à batalha de sangue e poder; esta conduz à escuridão da escravidão de sua própria alma. Seja puro e brando, conquistando e transformando um castelo de areia em um império de honra e amor."*

&

Desde que você desenhe um sentido para sua vida e o transforme em um lugar primordial e iluminado, poderá também salvar outras vidas com mais dificuldades e menos fé. Praticando seus sentimentos de amor e caridade, você será capaz de ajudar o seu próximo. Faça o bem para receber o bem, seja pacífico para poder oferecer e receber a paz, pratique boas ações para receber gratidão. Esse é o verdadeiro caminho para se alcançar a luz divina da felicidade e compaixão.

Para se ter a certeza de sua vitória, é preciso fazer por merecer. Para que isso aconteça, é necessário vencer seus próprios medos, pois aquele que deseja a luz antes tem que enfrentar a escuridão, ver de frente a face do horror e conseguir superá-la; assim será contemplada como uma pessoa digna do amor do Senhor, tendo à sua frente uma porta de luz se abrindo para iluminá-la e abençoá-la pelos campos graciosos da vida.

## 74 UM TOQUE DE EQUILÍBRIO

*"A beleza e a pureza do universo e da natureza são fundamentais em nossas vidas, pois são delas que extraímos energias astrais-espirituais para nossos corpos subconscientes. Entretanto é do nosso 'eu interior' que conseguimos absorver a maior parte de nossa vitalidade. Se você produzir dentro de si o sentimento de alegria, um espírito feliz e um rosto sorridente terá, se você permitir a bondade e a caridade cultivarem sua mente emocional, com ela viverá com mais orgulho e clareza. Se você produzir o amor no coração, amor terá para dar e receber, servindo, então, de exemplo para aqueles que ainda têm a incerteza dentro deles. Faça o bem que o bem receberá, transmita o amor que o amor terá e pratique a caridade que, com o equilíbrio, você se sustentará."*

&

Para se conseguir um elo forte e consistente entre os homens e os anjos, é preciso compreender e ter três princípios básicos entre os dois mundos, o material e o espiritual, porém de elevada importância para a harmonia interdimensional entre nós.

O primeiro passo é a coragem de vencer e não desistir jamais de seus objetivos. Essa determinação flui dos seres humanos; segundo passo, ter fé e esperança acreditando que, se você pode sonhar, tudo pode se realizar. Esse princípio vem dos anjos e seres de luz; terceiro e último passo fundamental, devemos juntar os dois anteriores em um único sentimento que ficará dentro do coração de cada um. O amor que nos concede a paz e a felicidade, essenciais para dar forças e manter essa corrente unida em fluente harmonia entre nós, é um princípio decorrente da junção ideal entre os dois mundos, de um lutar a propósito do outro, contemplando, assim, a união celestial entre todos.

## 75 EM BUSCA DA FELICIDADE II

*"A sua felicidade e disposição em viver bem somente estará presente em seus dias se você acordar numa paz sinfônica, nivelando, então, sua linha de equilíbrio emocional entre seu corpo mental e espiritual, pois sua vida não é apenas o corpo físico-material, mas depende também do seu intelectual psicológico para se manter de pé e prosseguir. A vida é constante, porém é preciso respeitar ambos os lados e se alimentar das propriedades que a natureza lhe oferece. Também é fundamental para o sustento da vida do ser se beneficiar de energias cósmicas espirituais e isso é possível por meio de uma boa e tranquila meditação acompanhada de uma oração feita de maneira pura e sincera."*

&

Uma pessoa sensata e feliz não é aquela que não tem problemas ou não comete erros, mas, sim, aquela que sabe que tem problemas e, mesmo assim, tenta resolvê-los e driblar suas dificuldades do melhor jeito possível, admitindo que errou. Tentando, desse modo, continuar em frente e não os cometer novamente.

Ninguém é perfeito, todos estamos sujeitos a erros, mas ter a humilde capacidade da evolução astral é um grande passo, fortalecendo o alicerce do presente para poder construir um novo destino, onde consigamos ser satisfeitos e imunes a tantos erros.

## 76 UM SER EM EVOLUÇÃO

*"Não se considere uma pessoa perfeita, mas, sim, um ser em evolução. Seja humilde e feliz. Quando você sabe seu devido lugar e compreende seu valor na sociedade humana, fazendo sempre o seu melhor para o desenvolvimento legal do planeta e de toda a vida existente, conservando a natureza, purificando sua alma com o ar puro, preservando sua vida e a do seu semelhante, então você pode ser considerado uma pessoa com capacidade evolutiva do universo, criando ao seu extremo sempre ideias de bondade e amor, respeito e caridade de um para com o outro. Somos todos irmãos, filhos de um mesmo pai perante Deus e não o contrário."*

&

Se você deixar para praticar depois as ideias de autoconhecimento criadas hoje, estará somente adiando para o após sua capacidade de evolução mental e espiritual de poder realizar algo importante e exclusivamente de sua própria autoria que possa beneficiar os outros, podendo mergulhar em um colapso de lentidão que enfraquece sua intuição e autoconfiança, corrompendo seu estado de espírito.

Entretanto ser paciente é diferente de não ter coragem de agir. Um espera até o momento certo para pôr suas ideias em funcionamento, tendo a certeza de uma boa produção, enquanto o outro, por sua vez, prefere adiar seus pensamentos e ações pelo simples fato de ter medo de reações alheias. Tenha paciência, mas não tema tomar decisões e expor suas ideologias. Construa seus sonhos, mire a luz dos seus objetivos e se fortaleça dela. Porém não seja ansioso, seja lúcido e deixe a chama da sua vela vital queimar naturalmente até o momento certo de agir. Seja sapiente a respeito de seus desafios, viva espontaneamente e siga em frente buscando pelo seu destino com mais louvor e amor.

## 77 LÁGRIMAS DE UM ANJO CAÍDO

*"Quando estiver com problemas a ponto de levá-lo à depressão, ansiedade, estresse e tristeza, causando danos a sua integridade, não se aborreça pensando que tudo está perdido e que você é incapaz de reverter ou solucionar essa situação. É difícil lidar com isso, mas não é impossível controlar ou até mesmo curar-se dessa tormenta. Respire fundo e pense calmamente buscando por uma clareza no foco escuro da sua adversidade negativa e resgate sua paz interior. Decida e assuma o propósito principal de que com a fé nada é impossível de se realizar, pois se existe uma tristeza faceada em seu rosto, também pode estar presente nela a felicidade estampada no coração e em um sorriso alegre. Não ache que tudo está acabado e que você não é capaz de superar essa fraqueza e novamente ser feliz. Seja mais forte e vá fundo em suas decisões de lutar pelo seu esplendor, porque a infelicidade presente em sua alma não pode ser maior do que a fé e as lágrimas de um anjo caído."*

&

Não se desanime ao sinal de uma perda ou fracasso, mas, sim, se engrandeça a ponto de se fortalecer e continuar tentando a vitória, pois você tem fé e sempre terá ao seu lado um anjo da guarda para guiá-lo e protegê-lo.

Aonde um vai o outro acompanha, onde um estiver o outro lá estará, pelo que um passar o outro junto passará, o sentimento de um refletirá no interior do outro. Isso porque vocês são amigos inseparáveis.

Portanto escolha fazer o bem para ambos aproveitarem a felicidade. Se, em algum momento, você ficar triste e em sombras deprimentes, chame por seu amigo guardião e ele o levará à luz e indicará um novo caminho. Nada é feito apenas de maravilhas, há também desafios e obstáculos pelos quais você terá que passar e vencer, mostrando que é um guerreiro e que pode, sim, se tornar um grande vitorioso.

## 78 AMIGOS PARA SEMPRE

*"Uma amizade verdadeira sempre tem um valor para a vida inteira, mesmo depois de vários tempos e gerações vividas. Não importa se está a um passo de você ou do outro lado do mundo, pois, quando esse sentimento é puro, não há barreiras que consigam bloquear essa união abençoada. Aonde quer que for, ela estará sempre com você. Dê valores especiais aos seus sinceros amigos, pois eles nenhum bem material pode comprar devido a esse sentimento de consideração ficar contido no fundo do coração de cada um. Não se preocupe em encontrar uma sincera amizade porque o verdadeiro amigo o encontrará."*

&

Certas vezes, você pode acordar com os olhos lacrimejando de emoção e sentindo uma leveza inexplicável. Nesses momentos, não se apavore, apenas sinta a sensação e aprecie com satisfação e louvor, pois certamente é um espírito amigo de um possível ente querido que veio visitá-lo pessoalmente e lhe passar votos de amor e gratidão, parabenizando-lhe por tudo que tem realizado e por conseguir se manter firme sem desistir, continuando em frente com sua empreitada divina.

Olhe para o céu e agradeça ao Senhor por lhe conceder tal ato sentimental e sublime, siga adiante. Afinal se conseguiu um momento desses, por fazer e praticar o bem acima de tudo, prossiga porque muitos outros hão de surgir na sua vida.

## 79 ILUMINE SEU PRÓPRIO UNIVERSO

*"Não queira ser igual ao seu mentor espiritual, apenas siga seus passos e crie os seus próprios, aceite seus conselhos de luz que lhe são dados e seja grato por isso. Porém por meio deles que lhe é concebida a capacidade de adquirir sua própria força para iluminar mais espaços e vidas pelo universo da fé, pois nosso Senhor Jesus Cristo não o leva a lugares repletos de luz, mas, sim, a lugares de pouca devoção para que você possa espalhar a paz entre eles. O Senhor não o leva à salvação, Ele apenas lhe indica a direção na qual caminhar, dando-lhe a possibilidade de se salvar e sacramentar a felicidade e amor de outras pessoas também."*

&

Você tem que aceitar seu tempo astral para poder fazer parte de algum lugar e pertencer a algo impactante de devido valor. Tenha bons pensamentos para determinar e dar vida ao que criou, assim realizando-os de forma esplendorosa, tanto para você quanto para todos no mundo. Isso define sua personalidade de conduta e a valoriza na sociedade material e astral também.

Se você anseia por uma vida mais feliz e pacífica, então escolha seguir pelo caminho de luz, onde se sentirá bem, almejando sua alma saúde e sucesso próspero, conseguindo superar seus desafios e, além disso, ter sempre amigos ao teu lado que podem ajudá-lo nos momentos difíceis, tendo ampla capacidade de evoluir espiritualmente e como pessoa. Isso é possível porque esse caminho existe e está bem próximo do seu alcance, porém tudo depende de você.

À sua frente existem dois caminhos, o de luz e o das sombras. No entanto, somente um pode ser escolhido e seguido, então você deve refletir bem e se movimentar com firmeza para conseguir uma sábia decisão na hora certa, para não se lamentar futuramente. Dê brilho à sua estrela para iluminar o seu próprio universo.

## 80 — A DISCIPLINA DA VIDA

*"Quando você olhar em direção ao seu horizonte e somente enxergar a luz do Sol, pare e reflita sobre tudo o que tem acontecido, o que fez e o que deixou de fazer. Desfrute desse sublime momento e converse com os seres de luz, pois, como o corpo humano necessita de alimentos orgânicos para viver e seguir em frente saudavelmente, o espírito também precisa de energias astrais positivas para desenvolver e proteger você. Reserve alguns instantes por dia para estar em conexão com o mundo espiritual cósmico que você se sentirá melhor e mais apto a cada momento para desenvolver funções que nem mesmo sabia poder fazer, aumentando sua produção diária. Olhe sempre adiante que verá um extenso tapete de luz, o mesmo que lhe mostrará o caminho para a paz interior, saúde e felicidade."*

&

A vida é composta de várias etapas a serem percorridas e cumpridas, sendo que em cada uma delas há vários desafios a serem vencidos e a cada vitória que atingimos conseguimos adquirir mais conhecimentos e experiência, constituindo, assim, um espírito de sabedoria mais elevado. Portanto a vida nos mostra como tratar do tempo e o tempo nos ensina o verdadeiro valor da vida.

Se você parar e pensar, pelo menos por alguns instantes, perceberá que a cada dia é comemorado algo diferente, mas que todos os dias comemoramos um único ideal: a batalha permanente pela vida, com momentos tristes, é claro, mas também com muitas realizações felizes.

Essa luta que fora cravada desde os primórdios e continua até os dias de hoje é definida e chamada de "vida primordial disciplinada". Aqueles que se compadecem com seu valor genuinamente sabem o quão importante é viver. Por outro lado, aqueles que ainda não entendem o assunto e não detêm esse valor de existência, um dia hão de compreendê-lo com a ajuda de ensino, promovida por quem já tenha uma compreensão desse cenário.

## 81 MOINHOS DE VENTOS

*"Pegue seus sentimentos impuros e negativos como preconceito, racismo, vícios maléficos, atos de opressão e desrespeito, dentre muitos outros, junte tudo e jogue aos ventos purificantes de almas para que possam ser levados aos ares dos céus de esperanças, retornando de forma reversa e agora purificada, se tornando, então, em benefícios para todos, como amor, solidariedade, caridade, compaixão, saúde e harmonia. Porém lembre-se de que, se um dia você fora capaz de praticar o mal e se arrepender, então também é capaz de mudar e praticar o bem."*

&

Se, por um acaso, você acordar e se sentir cabisbaixo, vendo apenas dificuldades à sua frente, não se entregue. Respire fundo e faça uma prece buscando a resposta para seus problemas no seu "eu interior", pois a vida é um campo extenso cheio de desafios a serem vencidos. Não tente combatê-los com a bondade do amor; afinal, assim como as rosas são belas e perfumadas, nelas também há espinhos que podem machucá-lo. No entanto, podem ser comparadas com você, fazendo por conquistar seu merecimento para solucionar as coisas improváveis da sua vida, então retire os espinhos e desfrute dos momentos bons que o destino astral lhe proporcionar.

## 82 POR TODO O TEMPO

*"O tempo do mundo pode ter pressa, mas não é a solução correta para o devido momento. Contudo, se você deseja continuar e ter sucesso carismático na vida, deve ter paciência e realizar seu tempo com maior aproveitamento e qualidade, porque não existe pressa para a grandeza – ela surge além dos tempos com o aprimoramento. Dessa maneira, conservando essa ideia, poderá conseguir a perfeição da sabedoria cósmica, pois o tempo de Deus é um pouco diferente do tempo dos homens, mas não é impossível de ser alcançado."*

&

Nossos dias podem ser longos ou curtos, tudo depende daquilo que você planejar para eles, porém o tempo de vida espiritual é eterno. Aproveite seu tempo com *glamour* e faça da sua vida maravilhosa, faça valer a pena, não perca o foco e não seja aquilo que já lhe aconteceu. Seja uma nova e melhor pessoa a cada dia, vivendo um dia de cada vez.

Hoje, estamos aqui, mas amanhã não sabemos para onde vamos, então siga sempre em frente com dignidade, amor e orgulho. Seguindo os caminhos de luz, você sempre estará iluminado pelo brilho divino do universo.

Que horas são? Muitas pessoas vivem perguntando as horas umas para as outras sem saber o verdadeiro significado dessa pergunta. O tempo que passou é irreversível, mas lhe ocasiona o momento de agora, onde devemos procurar encontrar as respostas para conseguir planejar, devidamente, dias melhores.

O tempo faz com que o vento sopre ares de esperanças em nossas almas, incentivando nossas mentes a trabalhar e produzir do melhor jeito possível. Afinal o tempo é a razão infinita de nossas vidas, então o aproveite ao máximo, faça o que sentir vontade, ame seus dias e ao mundo, não perca tempo porque ele sempre existirá, porém um instante perdido agora jamais retornará e você poderá se arrepender. Faça o bem agora e seja feliz todos os dias.

## 83 A PERFEIÇÃO

*"Pensar que o perfeito é algo completamente impossível de ser alcançado é agir com descaso e afronta às suas capacidades e aos princípios da vida. Você não precisa ser uma pessoa perfeita para ocasionar alguma coisa perfeita, basta ser dedicado e equilibrado. Se o mal existe é porque o bem também, se há o negativismo é porque também há positividade, se há o equilíbrio também pode haver o desequilíbrio, assim como uma moeda tem dois lados inversos, tudo que existe, ou existir, terá o seu oposto. Cabe a cada um aceitar mais e compreender que se a imperfeição existe é porque a perfeição está entre nós. Determine a sua por meio de atos praticados de boa índole, sublimemente e com fé, amor e fraternidade. Transmita o bem a quem puder que, assim, você sentirá realmente o que é a perfeição."*

&

O ser humano pode pensar e achar que no seu mundo não exista alguém que seja perfeito, ou algum advérbio de perfeição. Esse pensamento é um tanto quanto precipitado em relação a tudo aquilo pelo qual lutamos na vida, levando ao fraquejar de seus princípios e até mesmo à vulnerabilidade do seu próprio espírito. Não permita esse sentimento ofuscar seu motivo de caminhar sempre em frente em busca de seus objetivos e propósitos ideais para constituir um rumo promissor para sua razão de viver.

Confie na sua intuição astral e eleve o seu nível de conhecimento a ponto de acreditar no seu potencial e capacidade em promover o fortalecimento da diretriz que lhe permite atingir o êxito substancial da sua mente e fonte de imaginação. Faça daqueles sonhos, antes somente existentes dentro de si, em realidade concreta, assim, atingindo um estado de vida satisfatório e feliz.

Todavia, para que tudo isso possa realmente se formar em atos perfeitos, é preciso e cabe diretamente a cada um de nós decidir e escolher aceitar o nosso plano espiritual como um aliado em nossas vidas. Se você permite a presença de Deus ao seu lado, chega ao simples denominador comum que demonstra o quão importante e necessário é ter sua presença entre nós e aceitar toda a ajuda possível dos seres de luz. Então chegamos à conclusão de que não é preciso ser uma pessoa perfeita para criar um símbolo de perfeição, basta apenas ter fé, acreditar e confiar nos poderes do Senhor para que isso se realize.

## 84 O CELEIRO DO AMOR

*"Declare seu amor àquelas almas enfermas e depreciadas, encarnadas ou não, que tiveram poucas oportunidades na vida até o presente momento, pois são elas as que mais necessitam de sua ajuda. Conjugue o verbo amar devidamente, pelo lembrete vivenciado provindo da caridade, seguindo o conceito de suas diversas modalidades enunciadas pelo evangelho da vida. Não ignore nem reprima sua existência, entenda a razão de seu sofrimento e se coloque no lugar do outro, sem abrigo para se proteger e se aquecer, sedento e com fome. Veja o quão desconfortável é viver nessas condições em meio ao escuro e vazio do esquecimento e perceba o quanto é maravilhoso para estes quando alguém se aproxima e lhe estende as mãos, oferecendo-lhe um pouco de alimento, aconchego e ajuda por meio do seu calor humano. Isso lhe preenche os espaços vazios, tanto do espírito quanto do coração, devolvendo-lhes sentimentos antes poucos lembrados, o amor e a gratidão."*

&

É muito conveniente sentar-se em uma mesa composta de pessoas do seu nível social, o difícil é convidar aquele faminto morador de rua qual passa por dificuldades adversas; é bem mais atraente beijar e abraçar aqueles que se vestem bem e que estejam limpos do que chegar a alguém imundo e usando trapos encardidos de vestes, pois é somente aquilo que tem para vestir; é bem mais fácil se encontrar com alguém que tenha uma situação financeira estável e convidá-lo para tomar um cafezinho e ali tratar de negócios, do que ir ao encontro de algum esfomeado que esteja na miséria e lhe oferecer um pedaço de pão e uma xícara de chá e ali conversar sobre coisas que realmente importam, dando-lhe um pouco de atenção e compreensão sobre a vida; é menos preocupante receber em sua casa aquela pessoa distinta e sorridente do que atender aquela que bate à sua porta lhe implorando por um cobertor para lhe aquecer o corpo da calamidade do frio que é incontestável nas noites solitárias das ruas.

Todavia o pior de tudo e de todos é aquele que, diante de tudo isso que acontece à sua frente, fecha os olhos para não enxergar, cala sua boca para não dizer nada, tapa seus ouvidos para não ouvir e até mesmo prende sua respiração só para não respirar o mesmo ar desses medíocres enfermos, somente por arrogância esnobe sobre os que necessitam, mesmo sabendo que de alguma maneira pode ajudá-los dando-lhes um pedaço do seu pão para alimentá-los, um copo de água para lhes tirar a sede, uma veste que não mais usa, mas que servirá de grande atributo para lhes aquecer o corpo e, finalmente, um bom conselho ou conversa amigável que para essas pobres pessoas será de grande satisfação e muita felicidade.

Isso não custa nada e nem alterará suas condições financeiras, mas lhe garanto que, para quem receber essa caridade, será de muito valor, fazendo daquele momento uma razão de gratidão e respeito por você. Esse ato é muito nobre, pois nele está concentrado o devido companheirismo e o real valor do amor.

## 85 — TOCANDO O CÉU DA IMAGINAÇÃO

*"Sonhos não são apenas ilusões óticas ou fantasias da sua imaginação mental, mas, sim, um pensamento sentimental que vai mais além: são criações idealistas do corpo espiritual no plano astral, esperando por uma oportunidade de se realizar e concretizar no seu mundo real. Concluindo: sonhos são pequenas sementes que ficam plantadas dentro de si esperando brotar e se transformar em grandes e fortes consolidações."*

&

Não transforme sua vontade de vencer numa obsessão individual porque, dessa maneira, você não perceberá o quanto realmente está perdendo. Tente fazer as coisas do melhor jeito possível sem prejudicar suas possibilidades, humildemente e com respeito ao próximo. Inspire-se nos seus erros para conseguir os acertos, pois sua vitória vem pela sua dedicação e merecimento.

Não receie em soltar sua imaginação. Crie seus próprios ideais, conquiste e os coloque em funcionamento. Abra os olhos da sua alma e tente tocar o céu, assim verá a verdadeira beleza das estrelas e sentirá então o grande poder do universo astral.

## 86 SANTO DOMINGO

*"Embora todo dia seja santo, merecendo a devida atenção e respeito, o domingo foi o dia escolhido pelo Senhor para apreciarmos e louvarmos em Seu Nome, então reze, faça suas orações e preces, pois, nesse dia, seus pedidos terão mais intensidade e maior possibilidade de retorno. Mas faça tudo de bom coração e sinceramente, tendo sempre consigo a fé e esperança. Afinal os primeiros a serem atendidos são aqueles com maior índole de praticar o bem e a caridade pelo seu puro amor."*

&

A maioria dos seres humanos solidifica que o domingo seja o dia de descanso depois de uma semana inteira de trabalho, que seja então o dia esperado por merecimento, quando podemos ter momentos de lazer com a família e amigos, nos divertindo ao fazer alguma coisa diferente ou apenas passar o dia descansando em companhia daquele que amamos, curtindo um filme ou jogo esportivo, acompanhando um delicioso prato de degustação com uma bebida suave e fresca. Isso, por si só, é muito bom, maravilhoso, não é? E estaria totalmente correto se não houvesse um simples pontinho equivocado nele. Vou lhe explicar melhor:

O domingo foi feito para que tudo isso fosse possível de ser realizado, pois é um direito nosso, recebido por justo merecimento. Porém muita gente acaba se esquecendo de um simples propósito fundamental sobre esse dia, a questão de que ele foi criado pelo nosso Senhor para também fazermos nossas orações, agradecer tudo aquilo que recebemos e que devemos conquistar mais à frente, de celebrar o grande sentido do amor e da vida e consolidar cada vez mais o valor da união existente entre nós e Ele. É o nosso dever de cidadão religioso manter essa corrente forte e podemos fazer isso, não só nos ocupando o dia todo em cultos religiosos, mas nos valendo de apenas alguns instantes ao acordar para rezar, agradecer e fazer novas preces ao Senhor, em admirar uma bela paisagem, fazer uma boa ação, dentre muitas outras coisas, pois devemos aprender a viver dignamente como se tudo fosse um milagre, porque na verdade é. Viver é um milagre, respirar é um milagre, amar é um milagre.

Embora muitos de nós acreditemos que um dia é igual ao outro, que tudo é igual ao que foi ontem, assim como será amanhã, por não acreditar que nada vai mudar, a estes posso dizer, com certeza, que ainda não viveram nenhum momento feliz, que ainda não descobriram o valor da crença, na fé e na felicidade, por estarem cada vez mais distantes das suas obrigações com Jesus Cristo. Pode ser que não acredite em Deus, mas saiba que Ele acredita em você e sempre continuará lutando por você para que um dia consiga compreender o significado da fé.

## 87 A CRUZ E A ESPADA

*"É impressionante como através das épocas a mente do ser humano ainda é, em sua maioria, voltada para o desejo e a prática de fazer o mal ao próximo e de se autodestruir em vez de ser usada com o propósito de se preservar e gerar evolução pessoal. Benditos aqueles que entendem a ideologia histórica e usam como referência de paz uma cruz de fé e não uma espada de sangue. Afinal causar a outras pessoas sua derrota não lhe concede o brilho de uma grande vitória."*

&

A felicidade fica estampada no rosto e na alma daquele que você ajuda por gentileza e caridade, não por segundos interesses, deixando-o então com mais amor e fé no coração e lhe dando mais esperança e interesse em viver. Esses atos também vão fazendo de você próprio uma pessoa mais satisfeita e orgulhosa de si e daquilo que concede, tornando-se cada vez mais completo espiritualmente a cada gesto realizado, recebendo, assim, sempre palavras de carinho e gratidão, não somente das pessoas como, principalmente, do nosso Senhor.

Mesmo em terrenos áridos com plantas de folhas espinhosas e escassas é possível vislumbrar da beleza contagiante do Senhor. Assim também funciona com a mente do ser humano, onde mesmo em ambientes negativos, repletos de pensamentos ruins, é possível existir e presenciar uma alma bela e pura, capaz de desenvolver e espalhar a benção do amor e da bondade.

Uma oração ou gesto de boa vontade por si só não pode mudar o mundo, mas pode, sim, transformar uma pessoa em alguém melhor, com mais fé e capacidade de lutar em prol da melhoria e paz mundial, tornando nosso ambiente mais leve e com um valor familiar e solidário mais elevado. O planeta Terra sempre vai existir, mas fazê-lo um lugar melhor para se viver cabe e depende exclusivamente de cada um de nós, pois, se escolhermos o bem, o bem há de nos valer; entretanto, se decidirmos provir pelo mal, com o mal teremos que lidar.

## 88 CARPINTEIRO DO UNIVERSO

*"A luz e a sabedoria do Senhor supremo fizeram com que os ricos se sentassem com os pobres, transformou medíocres em nobres e enviou perante o brilho do universo seu filho para mudar o mundo e o coração de cada pessoa, mostrando que o maior poder vem da fé e do amor ao próximo. Ele sofreu para dar a paz à humanidade, foi crucificado para trazer a vida ao mundo e hoje está sentado ao lado direito do Criador, no altar mais alto do mundo olhando e orando sempre pelos seus filhos aqui na Terra."*

&

Se você anseia por sucesso na vida, porém não mexe uma agulha sequer para costurar seu próprio destino com graça e louvor, estará apenas se enganando e vivendo numa ilusão. No entanto, se você sonhar com a construção de um caminho de felicidades e simultaneamente trabalhar com dedicação e carinho no seu projeto, visando somente a realização e o sucesso, isso, sim, é o que podemos chamar de uma ação abençoada por Deus, pois é a concretização de um objetivo acompanhada de seu grande esforço.

## 89 UM SORRISO INOCENTE

*"Se uma pessoa com a alma cheia de angústias e tristezas bater-lhe à porta oferecendo-lhe apenas oportunidades negativas, não a ignore: olhe diretamente aos seus olhos e lhe diga algo alegre e pacífico. Tente tocar seu coração oferecendo-lhe conselhos e ajuda, mostrando que a vida não se limita apenas às coisas improváveis que não lhe fazem bem, mas, sim, que ao seu redor existe e poderá encontrar uma bela vida, cheia do colorido das folhas e flores, da alegria dos pássaros a cantarolar livremente pelos ares, das águas dos rios e cachoeiras que correm em direção do mar, buscando todos um único destino, a liberdade de ser feliz."*

&

Se a tristeza lhe bater à porta e dizer que você deve carregar um fardo de negativismo pelo resto da vida, respire fundo e, em seguida, responda com convicção que esse fardo não carregará, pois, apesar de adquirir responsabilidades com o tempo, você também pode – e deve – ser feliz.

Se a angústia e depressão lhe surgirem à frente a fim de atrapalhá-lo na conquista de seus planos, não se entregue: busque na beleza da natureza o ar exato para absorver a paz e a tranquilidade, aviste e foque numa paisagem que lhe faça sentir-se bem, capte no sorriso puro de uma criança aquela alegria purificante da qual necessita. Pois, além da natureza para ajudá-lo em momentos difíceis, há também a pureza e sinceridade em um sorriso inocente de um anjinho que está pelo mundo afora ou dentro de si mesmo.

## 90 UM NOVO DIA PARA VIVER

*"Bem-aventurado aquele que ao despertar pela manhã faz uma oração buscando a determinação e inspiração para batalhar e vencer mais um dia, pois, por meio dela, Deus nos dá mais uma chance oportuna de viver. Porém as energias para desfrutar dessa benção, com graça e virtude, cabe a nós adquirirmos com a luz divina e iluminar o caminho adiante de mais um novo horizonte a ser percorrido. Viva um dia de cada vez e contemple dignamente o presente momento, assim terá a sapiência para melhor preparar o seu dia de amanhã."*

&

A vida não pode ser tratada como um movimento rotineiro porque a cada aurora presenciamos novas oportunidades, uma nova chance de viver. Quem consegue entender a fé como um poder do ser, e não apenas como um sentimento diário, compreenderá que um dia é diferente do outro, que hoje não é igual a ontem e muito menos será igual ao amanhã.

Faça do seu novo dia um propósito especial para viver bem, pois ninguém tem a capacidade de voltar no tempo e modificar o que já foi escrito, mas todos podemos recomeçar e criar um destino. Dê mais valor à sua vida, faça de cada dia um novo pedaço para sua história, assim conseguirá se realizar e ter uma vida mais satisfatória, com a presença do amor, da felicidade e da saúde.

Encontre no seu universo interior a energia motivacional para engrandecer a luz áurica do seu espírito vital, busque na galáxia astral seu propósito para lhe conceder a luz espiritual, faça bem a si mesmo, mas também ofereça a bondade ao seu semelhante. Assim como a Lua que reflete nas águas do mar, transmitindo a todos suas energias vibracionais, seja você também para o mundo o reflexo daquilo que é por dentro. Use sua alma e coração a favor do amor e espalhe a luz da esperança e caridade entre aqueles que, até então, ainda não tenham seu corpo e aura iluminados. Agradeça sempre a Deus por lhe oferecer esse poder da fé, que abastece a sua alma e alimenta suas esperanças em viver e acreditar que tudo pode mudar.

## 91 UMA GRANDE LIÇÃO

*"Se um dia decidir por ir embora e começar uma nova vida achando ser a melhor escolha a fazer, tudo bem, mas não apague seu passado e tudo o que já viveu e passou. Tenha responsabilidade e capacidade para construir um novo estilo de vida, mas com plena competência e integridade. Dê valor a tudo aquilo que já viveu e conseguiu superar, desfrute da sua nova jornada em diferentes horizontes com felicidade, amor e gratidão, pois cada um pode mudar o seu jeito de ser, mas o nosso tempo vivido continua com a gente sempre e não pode se apagar, permanecendo dentro de nós como uma lição de vida para todo o sempre. Você até pode, e tem o direito, de escolher seguir um novo rumo, porém todos os caminhos levam-no a um só destino, à luz do nosso Senhor Jesus Cristo."*

&

Preze-se o suficiente para que possa caminhar constantemente em busca da vitória, mas sem perder a linha de luz que o guia pelo límpido caminho, conserve-se saudável para que não haja nenhum imprevisto ou controvérsias que o levem à desistência do seu ideal. Mantenha sua balança vital bem nivelada a ponto de não se enfraquecer e escorregar na hora de tomar decisões tendo sempre o equilíbrio na vida, seja constante e tenha vontade de vencer sem perder seu espírito de luta, pois mais importante do que apenas conquistar é saber batalhar pelo que quer e perceber que todo o esforço realizado não foi em vão e que, no fim, valeu a pena.

## 92 SAGITTARIUS

*"O brilho dos seus sonhos não pode ser ofuscado pelas sombras do não conseguir. O céu fica mais belo e radiante quando o enxergamos com a luz brilhante das estrelas, portanto, o medo de perder não pode ser maior do que sua vontade de vencer. Então entre de corpo e alma se dedicando inteiramente ao propósito da construção e realização dos seus objetivos. Não tenha medo de fracassar, enfrente seus medos e supere os desafios, pois somente aqueles que tentam conseguem chegar ao sucesso."*

&

Como todos nós sabemos, *Sagittarius* é o signo do Centauro, arqueiro místico metade homem e metade cavalo. Quando o Sol chega nele, estamos na transição entre o outono e o inverno no hemisfério norte, ou entre a primavera e o verão no hemisfério sul. *Sagittarius* é, portanto, um signo mutável, do elemento fogo, regido pelo planeta Júpiter.

A busca pelo conhecimento, os desafios sob novos horizontes, a conquista de novos territórios, suas ideologias e determinação em realizá-las, sua fé e convivência espiritual são atributos sagitarianos por natureza e excelência. Dotado de um senso ético bastante apurado e de valores muito arraigados, uma pessoa de *Sagittarius* representa a busca incansável pelas respostas que norteiam o crescimento e evolução pessoal e da humanidade como um todo.

Geralmente simpáticos e bem-humorados, sagitarianos costumam gostar de aventuras, buscando sempre ampliar seus horizontes culturais. Daí vem seu gosto por viagens e estudos variados, pois procuram ter um amplo conhecimento. E, por esse motivo, pessoas de *Sagittarius* costumam ser excelentes mestres e professores, pois levam o estudo e o ensinamento muito a sério, jamais ficando parados nesta questão e sempre querendo aprender o máximo possível. Mais uma grande e interessante qualidade de um sagitariano é que são muito atenciosos e levam seus relacionamentos muito a sério, fazendo deles pessoas que honram seus compromissos e gostam da força da magnitude cósmica que existe dentro da união familiar e entes queridos.

Outra característica marcante de *Sagittarius* é sua capacidade de se motivar e motivar os outros. Isso porque quando acredita em alguma coisa, o sagitariano defende com unhas e dentes seus ideais. E, assim, ao lado dos nativos do signo do arqueiro, a vida é uma eterna e empolgante descoberta.

## 93 EU SOU ASSIM

*"Sim, posso estar fechado em meu próprio lar devido às leis proliferadas pelos homens, porém não me sinto nem um pouco preso em relação às energias do universo. Se estou em um pequeno espaço delimitado pelas forças dos humanos, faço o meu melhor para me libertar diante das leis divinas e encontrar um lugar de constante paz interior em conexão com os anjos do mundo astral. Busco por respostas e inspirações para conseguir seguir em frente, proporcionando aos demais um consolo espiritual, resgatando e as incentivando por meio da bondade, compaixão e amor existentes dentro de mim, pois não vivo a favor das leis dos homens, mas, sim, seguindo os princípios das leis de vida do Senhor."*

&

Se você achar que está preso em relação ao mundo lá fora, retire-se espiritualmente por um tempo e reverencie seu "eu interior". Medite e sonhe ansiando por um novo mundo, por um estilo de vida melhor nesse momento conturbado, pois são nos sonhos que estão depositados os melhores sentidos para se conseguir uma realidade de mais harmonia e melhor qualidade.

Aquele que sonha vive melhor; entretanto, nem todos que vivem almejam sonhar. Resgate no reino dos céus sua condição para o propósito do desenvolvimento e evolução vital, seja um novo ser humano com uma consciência de paz e prosperidade. Reforme, antes de tudo, seu espírito para poder consertar sua mente, seja devoto e tenha fé sem perder sua gratidão, acredite na sua capacidade em lutar e vencer, pois nas urnas mais simples é que estão depositados os maiores tesouros.

## 94 HORTÊNSIAS

*"Não queira reservar tudo para comemorar em um só momento. Viva constantemente e desfrute de todos os dias igualmente, pois todos eles são especiais. Não existe apenas uma oportunidade de ser feliz na vida, mas várias chances de se alegrar e praticar a caridade do bem todo o tempo. Deslumbre e aproveite com louvor o agora, não deixando nada guardado para depois porque essa sensação pode enfraquecer e perder um pouco do seu valor a cada instante. Faça da sua vida sempre um momento impressionante, assim como uma flor de esperança faz. Cada pétala é um sonho e todas elas juntas transformam seus sonhos em realidade."*

&

Muitos apelam à desistência de seus ideais apenas por desejarem que as coisas aconteçam de um modo mais fácil e num espaço de tempo menor, mesmo sabendo que ainda não estão preparados para receber tamanha responsabilidade para o momento, se perdendo em suas próprias decisões e ficando com isso cada vez mais vulneráveis à realidade do mundo lá fora.

Tudo tem seu tempo certo. Não desista dos seus sonhos porque eles não se realizam no tempo escolhido por você, mas, sim, no tempo estimado por Deus. Continue firme em suas preces com esperanças que, na hora certa, quando menos esperar, seu desejo há de se realizar.

No entanto, seja sempre consistente e perseverante sem deixar-se entregar à vaidade, enfraquecendo sua base. Agradeça o que tem recebido; não seja ingrato reclamando da vida só porque as coisas não acontecem como e quando você quer. O tempo é um só para todos, mas o que sustenta a personalidade é a conduta de cada um e o seu devido merecimento.

Não queira andar rápido visando chegar ao fim do percurso achando que vai encontrar um pote de ouro, pois, ele não está lá. Caminhe aproveitando cada passo que der, cada momento vivido, cada objetivo alcançado – você se sentirá melhor e mais realizado. Não olhe para trás enquanto caminha, veja somente o que lhe é oferecido adiante, pois ninguém é capaz de retornar ao passado e consertar tudo o que passou, mas cada um tem a capacidade primordial de viver bem o agora e daí planejar um belo futuro, tendo ao seu redor pessoas boas e sinceras que devem ser valorizadas.

Não existe nenhum pote de ouro ao pé do arco-íris, muito menos um final para seu caminho, mas há sempre tesouros que encontraremos ao longo da estrada que percorremos ao longo dos dias e que podem torná-lo alguém mais satisfeito e próximo do Senhor.

## 95 O PULSAR DO AMOR

*"Se estiver em dúvida sobre como e quando ser feliz, a resposta é bem clara e simples de resolver. A resposta é saber amar! Faça aquilo que o encha de orgulho e alegrias agora, estampe um belo sorriso no rosto e seja espontâneo hoje. Quem sabe viver bem o presente momento atrai para si a felicidade para viver bem o amanhã, oportunizando a cada um abrir as portas para um futuro promissor, cheio de sonhos a serem realizados. O ímpeto segredo da paz e do amor não é apenas ser feliz, mas saber aproveitar cada segundo da sua vida abençoada pela chance que Deus lhe dá."*

&

De nada adianta tentar vencer seus desafios se não tiver dentro de si a esperança contida, sendo pulsada pelo seu coração. Em momentos difíceis e de grande risco, numa escalada pela vida, é ao Senhor que você se dirige e pede por socorro e, por seguinte, são as mãos d'Ele que o agarram mantendo-lhe em segurança.

Então, mesmo que não acredite, tente ter, pelo menos, um pouquinho de fé, porque Ele acredita em você e que lhe concede a vida, o guiando pelos caminhos afora mesmo quando você não confia em suas forças e capacidade para levantar sua autoestima em busca de luz e orientação para direcioná-lo pelo rumo certo.

Ele ainda lhe oferta a oportunidade de crer e também amar, pois todos nós somos filhos d'Ele e cada um tem o direito do seu conceito mudar, pois somos filhos do mesmo Pai e um Pai nunca abandona o filho.

## 96 UM JARDIM PARA TODOS

*"Cada planta tem sua folha, cada flor tem sua fragrância, cada árvore dá seus frutos e cada fruto seu valor, mas cada qual depende da natureza pura para se desenvolver. Assim também é entre os homens e os anjos, cada um de nós possui seu próprio espírito e nenhum é igual ao outro, porém somos todos descendentes de uma só célula astral que nos fortalece, somos todos filhos de Deus. No entanto, cada um tem seu valor e este semeia dentro de você o seu próprio amor."*

&

Não é o momento de se desesperar e querer agir por conta própria para resolver tudo com as próprias mãos, mas, sim, de se unir uns aos outros em corrente de energias positivas ligando-se ao nosso plano astral e seus seres de luz, com o propósito da fé para chegar em algum lugar, a um denominador comum para a solução de nossos problemas.

Chegou a hora de acreditar que podemos vencer o desafio de nossos medos, de ter esperança e confiar no poder de nosso Senhor Supremo. Deixe de lado a obscuridade negativa do imprevisto e aceite a luz da vida, pois vencer é possível e essa oportunidade está bem à sua frente, diante de você e ao alcance de suas mãos.

Como as ondas vão e voltam para o mar, levando os males e retornando com forças especiais de purificação, nossa aura também tem a propriedade para afastar as coisas ruins em você e trazer ao seu lado a beleza da bondade. Só não podemos pensar em desistir, então seguremos as mãos de Deus, pois, Ele sabe como nos ajudar e nos guiar pelo caminho da paz. A força da união melhora seu semblante e lhe dá um sabor de vitória e satisfação.

## 97 A VIDA DE UM VENCEDOR

*"Faça o que ama e ame o faz, mesmo que seja algo que já tenha feito e que pouco tenha se orgulhado do seu efeito, pois, com o erro cometido, você aprenderá a fazer o que é certo. Sabemos que o pior perdedor é aquele que não sabe jogar e não reconhece sua derrota, mas o maior vencedor é aquele que, mesmo perdendo o jogo, assume seu erro e continua tentando, atraindo para si forças com o propósito de melhorar suas atitudes para a próxima cartada, fazendo, assim, sua vida mudar de bom para melhor. Tudo depende de sua estima e confiança em si mesmo, sobretudo da sua conduta de personalidade, agarre com firmeza as chances que lhe são dadas agora, pois com sua virtude e merecimento é que conseguirá uma bela vitória. Esse é o início do jogo da vida, de um caminhar em busca da sua supremacia."*

&

Embora muitos criem ou adquiram novos talentos idealistas, não os colocando em atividade real por medo de que as pessoas não aprovem e aceitem suas ideias, fracassando consigo mesmos e com a humanidade em um todo, ainda, sim, existem aqueles que decidem por enfrentar seus medos e entrar com coragem para realizarem seus ideais, sendo então pessoas objetivas e práticas, pois elevam suas capacidades intelectuais da mente e espírito ao propósito da eficácia concreta de seus motivos e se opondo ao mundo abstrato da realidade humana. Essas pessoas são consideradas os verdadeiros mensageiros espirituais, pois conseguem transformar um pensamento em uma ação fértil em prol do bem de todos.

Com certeza, você em algum instante já parou e focou seu olhar nas nuvens, que passam ou nas estrelas e Lua que brilham no céu. Nesse momento, começamos a ver várias formas de figuras e cores que ali surgem. Pois bem, isso é muito bom e deveria ser feito constantemente ou sempre que puder, porque é a sua mente trabalhando e esse procedimento faz muito bem à sua saúde mental, emocional e espiritual deixando você mais leve, em paz e confiante, com maior autoestima e intuição pessoal.

Afinal a criatividade é uma diversão para sua alma, quando ela se diverte, significa que você está feliz e, estando feliz, produzirá cada vez mais ideias benevolentes à sua vida.

## 98 MEDO DO DESCONHECIDO

*"Quando decidimos tomar coragem para enfrentarmos nossos medos e desafios, permitimos que nossas mentes e espíritos ultrapassem as barreiras das diferenças que existem entre as pessoas honestas e de bom coração com os Seres do Plano Astral, criando um elo forte de ligação conectiva de um para com o outro, alcançando, assim, um estilo de vida alternativo melhor e com mais harmonia."*

&

Mesmo que muitos persistam em continuar vivendo numa realidade conturbada pela tirania do homem, por medo de conhecer um mundo diferente, ainda, sim, existe uma maneira de recomeçar e transformar sua vida para melhor. Basta tomar coragem para tentar e acreditar no novo, pois cada um escolhe seu próprio caminho, fazendo o que bem entender dele.

Ao sentir-se com dificuldades em ter sucesso, não desista dos seus sonhos, tenha esperança e acredite que pode conseguir, pois a capacidade você tem, só precisa ser colocada para funcionar.

Olhe à sua frente e decida produzir novas ideias, com mais qualidades e características para sua nova jornada. Você é aquilo que deseja ser e o que terá é somente você que determina, então seja e faça o que pretender.

## 99 UMA ESMERALDA NO CÉU

*"O céu que você vê e elogia por sua fascinante beleza nada mais é do que o reflexo do seu próprio ser e do seu parecer, pois a Lua exuberante e encantadora é enaltecida no universo apenas por conseguir viver em harmonia com as estrelas enquanto as estrelas são belas e reluzentes pelo simples fato de que sabem que a Lua sempre está lá para refletir sua luz irradiante, assim, é cada um de nós, refletindo nosso jeito de ser ao mundo que conhecemos. Se praticar o bem em vista da melhora e preservação da vida, você intensificará o brilho da sua aura. Portanto seja uma pessoa voltada a praticar o bem e o amor aos outros e brilhe como uma esmeralda, dessa maneira você conservará sempre uma luz dentro de si, encontrando e sentindo a poderosa energia do universo em suas mãos."*

&

As luzes do Sol e da Lua, quando em contato com as águas puras de nossas correntes fluviais, refletem para nossas vidas grandes e poderosas energias positivadoras, capazes de influenciar e até realizar algum pedido feito de bom coração, com pureza e constante valor da vida humana, refletindo a luz e lhe transmitindo, por meio do espelho do seu espírito, diferenciadas formas de vida que o brilho universal pode lhe emitir, ou seja, o seu verdadeiro poder de fé.

Se sentir seu brilho reluzente, aproveite esse momento para reforçar ainda mais sua intensidade astral. Se sentir que sua luz está enfraquecida, quase ao ponto de se apagar, então faça uma prece em prol do seu espírito áurico para ampliar seu campo energético em torno do seu corpo astral. Tudo isso se faz possível quando você acredita e confia no poder do Senhor.

## 100 — A LEI DO CORAÇÃO

*"Antes de resolver julgar alguém por uma ação errada, compreenda o motivo que levou esta pessoa a praticar tal ato. Aprenda com os ensinamentos do Senhor Supremo a como se portar numa situação dessas, no entanto, assim mesmo não é o suficiente para julgá-lo, mas, sim, ensiná-lo. Dê o seu veredito a partir da sua lei do coração, abra seus caminhos do céu e busque a solução apropriada, pois as melhores decisões são tomadas pelos seres iluminados e não dos mortais. A compreensão tem um valor mais relevante do que a ignorância de não saber e julgar sem razão."*

&

Se você se vê sendo um filho de Deus, então considere a questão de ser um defensor do bem e não um agressor do mal. Recorde-se das palavras de Jesus dizendo que quem vive pela espada, pela espada morrerá; quem vive pela maldade, com ela terá que viver; mas quem escolher o caminho do amor, com o amor sempre viverá.

Lembre-se que, apesar de receber maus tratos, tendo passado por grande rejeição e sofrimento indo ao chão e se levantando várias vezes, Jesus permaneceu de pé resistindo às ofensas e castigos do corpo, Ele sempre esteve rezando e orando por aqueles que o maltratavam e menosprezavam. Jesus fez de suas palavras o principal motivo de inspiração para todas as pessoas, fez da sua imagem o alicerce mais forte do mundo inteiro. Nunca se esqueça disso e do que Ele representa para todos nós, liberte-se do seu sofrimento produzindo e praticando o bem que almeja a paz.

## 101 O CEGO QUE TUDO VÊ

*"A pior e mais devastadora escuridão que se pode presenciar é aquela em que você decide ver de olhos fechados. Quando perdido em uma ocasião dessas, abra os olhos e decida enxergar a vida como ela é, pois com eles abertos você verá uma luz salvadora, aquela que lhe dará esperança para continuar e resgatar o tempo perdido. Não é preciso se esforçar muito para atingir esse brilho vital, apenas acreditar que tudo pode mudar claramente. Busque essa solução no mundo espiritual, no coração e amor do Senhor, tenha fé, compreensão e acredite que você pode vencer e iluminar o seu caminho."*

&

Há muita gente que faz promessas infiéis e sem valor, causando males a outras pessoas e a si mesmas, entrando numa dívida imensa com o Senhor. Essas pessoas vão fazendo com que você enxergue e acredite somente naquilo que elas querem lhe mostrar, aquilo que não lhe convém, causando posteriormente sua indignação sobre o caso. Então olhe para trás e veja tudo aquilo que já aconteceu com você e o que conseguiu até então.

Faça uma retrospectiva da sua vida e reflita sobre suas conquistas que encontrará, se assim desejar, um motivo para agradecer. Tudo o que ocorre não é por acaso, tudo tem um propósito e não é uma questão de castigo ou injúria de sofrimento, mas, sim, de ter, ou não ter, fé e merecimento. A pobreza não é sinônimo de fraqueza, porém de resistência, pois, aquele que não acredita ou não tem esperança, esse, sim, é pobre e fraco de espírito, falhando consigo mesmo e não suportando então o teste de superação dos anjos.

Consiga sua autoconfiança, acredite em você e no seu potencial de mudar, busque em suas orações o caminho ideal e encontre por meio dos sentimentos um anjo mentor. Nele confie como em si mesmo. Nada é por acaso e o resgate da sua alma é completamente possível, se assim o desejar.

Afinal embora a luz do Sol seja a mais cativante e a luz da Lua a mais envolvente, a melhor e mais influenciadora luz é aquela que você cultiva dentro de si mesmo, expondo seu brilho a todos aqueles que necessitem pelo mundo, iluminando e resgatando a fé e a esperança vitalizada dentro de cada um que podem estar enfraquecidas ou pouco reluzentes dentro do seu coração. Seja forte e cuidadoso consigo, mas não deixe de produzir e compartilhar sua luz com o seu próximo, pois quem alimenta os sonhos dos outros o faz também com sua própria alma.

## 102 NOTRE DAME

*"Não é uma questão de só sentir saudades daqueles entes queridos e dos bons momentos que passaram juntos que lhe trouxeram paz, momentos que infelizmente se enfraqueceram ou ficaram para trás; é também saber que sempre há algo mais e novas oportunidades para criar e realizar novos sonhos semelhantes àqueles; é acreditar que, como antes, você pode ter novamente, e sentir-se feliz outra vez. Também agora você pode ter a sensação de sorrir alegremente e se realizar com sua família e semelhantes próximos. Mesmo em tempos controversos, é possível desfrutar da felicidade e amor, pois a fé ultrapassa qualquer barreira para além dos tempos. Só não se esqueça pelo que passou e confie em você. Fertilize novos caminhos, tenha paz e alegria, pois, mesmo tendo seu corpo envelhecido, você pode continuar sendo aquela sorridente criança de sempre. E nunca se esqueça: a sensação de viver em familiaridade é muito boa, mas nada se compara à pura emoção do amor de mãe."*

&

Os pais, sejam biológicos ou de criação, são muito importantes – sempre serão em nossas vidas. Cada qual do seu jeito, mas com a responsabilidade de decidir pelo futuro da prole e de amar os filhos. Embora os pais tenham sua maneira de ser, eles procuram cultivar seu instinto próprio, ensinando-o e o preparando para viver bem, com cuidado e proteção ao mundo que o espera lá fora.

No entanto, é das mães que absorvemos, pelo seu acolhimento, o sentido e valor da caridade, do amor, do sentimentalismo, da gratidão, do respeito, do carinho, que você tem que saber para o seu mundo interior, um mundo mais espiritual do que material. Cada mãe é sua fortaleza de inspiração e orgulho, de amor e dedicação, se preocupando com você o tempo todo e até mesmo abrindo mão de si mesma.

Como Nossa Senhora, mãe de Jesus, foi com Ele e a favor de todos nós, sua mãe é para você uma fonte de energia e conforto. Então não trate a sua com desprezo ou ingratidão, mas, sim, com gestos de luz como apreço e carinho. Agradeça ao nosso Senhor por conceder a você a benção de ter uma mãe, expresse seus sentimentos sinceros a ela sempre com um belo sorriso no rosto feliz e diga "eu te amo", pois ela é nossa grande dama para todo o sempre.

## 103 DIAS DE GLÓRIAS

*"Nossos dias podem ser mais felizes desde que, antes de abrirmos os olhos achando que esse dia será apenas mais como todos os outros, tenhamos convicção determinada e motivacional para acreditarmos que este não será apenas mais um dia qualquer, mas, sim, mais uma batalha para vencermos em nossas vidas. Devemos abrir nossos corações permitindo a luz do Senhor adentrar em cada interior, nos dando sua benção para que melhor seja hoje. Nós nos deixamos levar muito, sem graça nenhuma, pela escuridão dos sentimentos rotineiros da mente programada. Para se conseguir ter um dia de contentamento e felicidade, deixe-se envolver pelo brilho celestial do corpo e do espírito, transformando essa magnitude em sorrisos e glórias."*

&

Desate os nós que o prendem aos sentimentos de angústia e tristeza, dê asas à sua força de imaginação e permita que ela voe pelos mais belos vales abertos da natureza, descobrindo cada vez mais novos caminhos que o levem à felicidade absoluta e ao gosto de querer viver.

A vida é uma só e as oportunidades de ser feliz são incalculáveis, portanto, aproveite as chances de agora e desfrute do lado bom da vida a cada instante como se fosse a primeira vez, pois, assim como as nuvens sempre terão formas e significados diferentes, não sabemos onde e quando vão surgir novamente, e isso também acontece conosco, não sabemos quando teremos uma nova chance.

Viva intensamente o dia de hoje porque não fazemos ideia do que nos espera no amanhã. Seja livre e pratique aquilo que lhe faz bem, tenha sempre gratidão e viva plenamente a vida, apenas viva.

## 104 VENCEDOR DE UMA ESPERANÇA ESQUECIDA

*"A escassez do seu amor-próprio, sua falta de espiritualidade, seu baixo nível de fé e esperança em acreditar em si mesmo e em outras pessoas também e, principalmente, seu ceticismo em não confiar nos poderes de Deus e seus seres de luz, são tópicos relevantes e de grande influência na sua vida e como deseja conduzi-la daqui por diante. Essa conclusão mal elaborada, e executada futilmente, é característica de uma alma infeliz e angustiada que pode ser sinal de uma corrente energética vibrando negativamente, podendo lhe trazer sérios prejuízos emocionais e até financeiros. No entanto, você é uma pessoa forte, de um grande brilho áurico e pode, sim, surpreender a tudo e a todos, vencendo seus medos e superando suas próprias expectativas."*

&

O negativismo da tristeza existente dentro de si somente fortalece seu sentimento de descrença, levando à possível desistência de todos os motivos de lutar pelo que quer, portanto, seja mais forte e incisivo mostrando a si mesmo que você é melhor, lute por seus objetivos sem medo de ser feliz e vença seus desafios, tornando-se, assim, mais resistente e capaz de realizar seus sonhos.

Fortaleça sua paz de espírito tendo esperança na vida como um todo e não se submeta àquilo que queira derrubá-lo, resgate sua força dentro de si e naquele que só lhe deseja o bem, nosso Senhor Jesus Cristo, pois quem pede pode receber, mas aquele que vai ao encontro de seus propósitos sempre encontrará sua verdade.

## 105 CHAMAS DA ESPERANÇA

*"Gratidão é um privilégio para quem vê o mundo com os olhos da bondade, para quem olha para frente e caminha com passos de fé, para quem está numa estrada vazia e escura, mas, mesmo assim, consegue enxergar uma chama de esperança adiante, para quem recebe do Senhor e, ainda assim, sabe agradecer pelos feitos abençoados que recebeu e, por fim, quem sabe ajudar ao semelhante sem desejar nada em troca, apenas uma frase sair pelos lábios do coração lhe dizendo: grato por tudo e que Deus o abençoe e pague em dobro."*

&

Se você tiver medo de entrar numa gruta por ela parecer fria e escura, cometerá um grande equívoco: a falta de confiança em si mesmo e no seu Superior, pois, são em lugares assim que você pode encontrar a verdadeira luz e calor essenciais para seu corpo e espírito, se deliciando da mais pura e límpida água da fonte.

Deus não lhe dá o que pede, Ele lhe concede a oportunidade de realizar o seu pedido. Então reflita bem sobre o que deseja, pois, o seu medo equivocado pode ser apenas um teste direcionado para se ter certeza do seu grau de dignidade e o seu valor de merecimento para saber que aquele momento não será em vão.

Acredite em você, confie no Senhor e vença seus medos abrindo seus caminhos. Leve sempre consigo a luz divina de Jesus Cristo que Ele o portará e guiará pelo rumo certo, porque quem acredita no seu poder sempre contará com um companheiro amigo que nunca o deixará na mão, em hipótese alguma.

## 106 SOMENTE QUANDO

*"A amizade só é amizade quando há uma união de amor e respeito, um sonho só é considerado um sonho quando há a vontade de realizá-lo, a caridade só é vista como caridade quando há realmente o propósito de ajudar sem se esperar nada em troca, o desafio só tem o valor esperado para aqueles determinados a vencer, o agora somente existe quando sabemos viver o passado dignamente e, com perplexa percepção, planejar o amanhã, a bondade só existe a partir do momento que decidimos combater o mal com o bem e a paz de espírito servirá, em alto escalão, somente àqueles que têm esperança e acreditam que a felicidade predominará naqueles lares onde a fé seja grande e o amor do Senhor, supremo."*

&

Hoje é dia de equilibrar-se, de saber controlar suas emoções e manter suas decisões; hoje é dia de viver em paz e ter a consciência limpa e tranquila; hoje é dia de promover a ideologia pacífica entre todos, compreendendo o verdadeiro valor do amor.

Abrace alguém querido ao seu lado e sinta a força que pode ter a textura calorosa de um abraço bem-dado e o carinho sincero que nele é transmitido, de coração para coração. Ao sentir-se um pouco insatisfeito ou entediado com algo que aconteceu antes que possa tê-lo entristecido, busque por novas energias positivas dentro de você, no colo do Senhor, e transforme seu negativismo em sentimentos bons de harmonia, deixando essa sensação sublime fluir em seu corpo, atraindo o amor e a bondade para dentro de si.

## 107 O CÂNTICO DOS ANJOS

*"Quando despertar, logo ao amanhecer, aproveite a aurora se ocupando de uma bela oração e suave meditação. Sinta a pureza do ar e a fragrância da natureza, deguste do seu desjejum com grande prazer, pense somente em coisas belas e boas e, então, faça uma prece pedindo por benefícios para o longo do dia, agradeça de coração ao Senhor ouvindo a melodia harmônica dos pássaros, pois, neste momento, estará recebendo as bênçãos dos anjos enviadas pelo seu cântico sagrado e promissor."*

&

Conhecer os outros faz de você uma pessoa sábia, mas conhecer a si mesmo o torna uma alma iluminada. Portanto se quer ter respostas para todas as perguntas dirigidas a você, busque-as dentro de si mesmo, pois é lá que ficam armazenados todos os seus conhecimentos e instruções para poder resolver as questões necessárias para uma vida plena e feliz. Entretanto esse pergaminho em sânscrito só pode ser lido por aqueles de coração puro a fim de usar esse dom de bondade a propósito da salvação de toda a humanidade.

Adquirir o hábito de ler, escrever, meditar, refletir e ouvir bons cânticos de amor e paz são fortes alicerces para construir uma vida feliz de equilíbrio e harmonia. Isso o faz evoluir muito como pessoa, intuindo e inspirando o seu "eu interior" a promover e edificar a sua própria história, fazendo você andar com seus próprios pés, dando seus próprios passos. Contudo a essência da vida é o tempo, e somente com ele é possível alcançar o equilíbrio para seus dias, que são reais desafios para conseguir seu sucesso e valor na sociedade.

## 108 TUDO PASSA, JAMAIS ACABA

*"Assim como os ventos atravessam moinhos, como as águas navegam sob as pontes de esperanças da vida, tudo passa, como as ondas do mar vão e voltam limpando a alma do planeta, porém jamais são iguais, mas sempre com o mesmo propósito, tudo passa. Assim como em nossas vidas tudo passa, porque são momentos que seguem a lei do tempo, mas que, no entanto, jamais se acabam, afinal o que passou se torna lembrança que faz de você uma pessoa mais vivida e experiente. A única certeza que temos é que tudo passa, porém não acaba. Sua vida é eterna e nada poderá vencê-la se assim o desejar, podendo você escolher o caminho melhor a seguir. Aproveite a essência das coisas boas que passaram, mas que permanece em seu coração e a tome como lição para construir, novamente, momentos assim ou até melhores para ser feliz e bondoso no amanhã."*

&

Que todo o sonho e esforço de um ente querido não se percam nem se desfaçam, desaparecendo aos ventos que voam pelos ares do esquecimento e tristeza, mas que sejam o seu legado prosseguindo por muito além dos tempos, por muitas gerações, honrando e mantendo seu nome vivo. Não se lembre apenas daqueles instantes tristes que passaram, mas também dos momentos felizes que foram proporcionados e presenciados juntos.

Tenha sempre consigo o respeito e consideração do que lhe foi ensinado, o carinho que lhe foi dado, o amor que foi passado a você, pois não podem se apagar, esses sentimentos deve levar consigo aonde quer que for. Nesse momento, esse espírito amigo se vai, mas sempre ao seu lado há de continuar olhando e o guiando, pois, sempre, estará a protegê-lo.

Onde hoje está, permanecerá recebendo seu amor e gratidão por um bom tempo, mas, por enquanto e sempre, há de receber o amor de nosso Senhor Jesus Cristo e da divina Santa Maria.

## 109 A VIDA NÃO HÁ DE SE CALAR

*"Cada um pode dizer e seus sentimentos expressar, podendo o fazer por meio de frases ou apenas por um simples olhar, esse é um direito que Deus lhe deu e ninguém há de tirá-lo ou calá-lo. Porém seja pleno e tenha certeza de qual atitude tomar e o que pretende com ela passar, pois, se for uma ação incerta, com o propósito da prática do mal, isso pode, futuramente, machucá-lo, mas se tiver o conceito do bem, poderá somente beneficiá-lo, trazendo ao seu lado, não o desgosto de viver, mas, sim, aquele sentimento de amar e da vida feliz querer sempre desfrutar."*

&

A ousadia de um ser tende sempre a ter sucesso, desde que antes seja bem planejada por si mesmo e tendo a consulta de avaliação pelo plano espiritual astral. Caso contrário, sua vontade de agir pode tornar-se uma situação de incerteza e ineficácia.

Não tente fazer algo por conta própria ou sem o aconselhamento de alguém mais experiente no assunto; deixe um anjo se aproximar de você e lhe dizer o que é melhor a fazer e aceite sua posição. Lembre-se de que os seres humanos e os seres de luz trabalham juntos intercalando suas atividades quando um mundo confia no outro, fazendo assim de sua vida mais feliz e com maior prosperidade.

Todavia quando o Senhor lhe abrir as portas dando-lhe oportunidades de ter uma vida promissora, orgulhe-se e deslumbre com sapiência a benção da luz de esperança que surge à sua frente. Tenha fé, gratidão e competência para administrar essa chance do melhor jeito possível.

Faça por merecer esse voto de confiança que lhe foi dado. Siga seu caminho sem tropeçar nos obstáculos e não queira jamais dar um passo maior do que suas pernas podem alcançar, seja humilde e solidário. Dê para poder receber, faça para poder realizar, aprenda para poder ensinar, ame para ser amado e não tenha pressa para as coisas acontecerem, tudo tem seu próprio tempo e depende somente das atitudes que tomar e seu propósito de intenção.

## 110 SANTO LAR

*"Que nesse dia nos sentemos no trono de nosso castelo de areia, abram as portas do céu e permitam a essência da vida entrar em cada coração, trazendo-nos a paz e saúde para nossos corpos e espíritos, mesmo se estivermos passando por momentos tristes e de dificuldades, pois a paz há de reinar. Acredite na sua fé e na sua esperança em vencer o impossível, não desista jamais, pois, a força de Deus é soberana e estará sempre presente e mais elevada ainda sobre aqueles que acreditam em si mesmos e lutam aos trancos e barrancos, buscando sempre a vitória divina e a conquista da felicidade dentro de nós."*

&

Embora às vezes seja muito bom e importante viajar, conhecendo e respirando novos ares para relaxar e buscar novas inspirações, tanto para o corpo físico quanto para o espiritual, sem dúvida nenhuma o melhor lugar para se estar ainda é o nosso próprio lar.

Nele, está concentrada nossa maior elevação de energia astral que produz e desenvolve nossa intuição e motivação para caminharmos em frente, nos sustentando e protegendo de qualquer mal adverso que possa surgir diante de nós.

Esse é um local sagrado e abençoado, pois, quando estiver em dificuldades é nele que encontrará refúgio, podendo, ali, conversar diretamente com o Senhor e encontrar uma maneira de solucionar seus atritos emocionais. Faça do seu lar um santuário divino, seja sempre grato por tê-lo e tenha muita fé para ser capaz de desvendar todos os mistérios da vida.

## 111 QUANDO A VIDA LHE SORRIR

*"A vida pode lhe sorrir todos os dias, infinitamente, porém de várias formas possíveis. Pode ser por meio de um gesto amigo ou mesmo por um cumprimento sincero; por um olhar brilhante e iluminado de alegria ou pela benção do sublime cântico dos pássaros; por uma gentileza alheia a você direcionada ou pelo cheiro encantador de uma simples flor; por uma demonstração de carinho ou pela felicidade estampada no rosto de quem está apaixonado. Todavia todas as maneiras nos levam a um estado sentimental de realização, atingindo intensamente nossos espíritos e despertando o coração para a vida bela, com o mais puro e contagiante de todos os prazeres... O amor!"*

&

Se acordar e sentir que o dia está lhe sorrindo, sorria para ele também, com um ar de gratidão. Leve consigo esse momento de amor e paz no coração para o restante do dia e dos próximos que virão. Faça valer a pena essa nova oportunidade de ser feliz que Deus lhe oferece em sua vida, tenha coragem para realizar seus sonhos, acredite em sua força interior e desenvolva seu espírito para que possa caminhar com os pés no chão e conquistar seu direito de sonhar como quiser e, assim, ser capaz de realizá-lo tornando-se mais feliz.

Abrace suas chances com força e tenha esperança em viver confiantemente, não pense em desistir ou não se arriscar, pois você jamais saberá como é ter a sensação de desfrutar da sua vitória ou, ainda mais, desfrutar de como é gostoso amar e ser amado.

## 112 A VITÓRIA EM UMA PRECE

*"Sempre que avistar uma rosa próxima a um cruzeiro divino, pare e respire fundo por alguns instantes, fazendo uma breve reflexão sobre tudo aquilo pelo que já passou e está passando atualmente. Medite, momentaneamente, acrescentando uma bela prece, clamando o que pretende e o que deseja se tornar no seu destino próximo. Seja sensato e mantenha seu equilíbrio alinhado, pois, por um lado, nas rosas há os espinhos que representam os erros e dificuldades da sua vida, mas, por outro, contemplam a fragrância de suas perfumadas pétalas que o envolvem em um grande caminho de bondade e felicidade que vem daqui por diante. Seja honesto consigo mesmo e respeite sua boa vontade, assim, conseguirá realizar todos os seus sonhos."*

&

Tudo aquilo que deseja está ao alcance de suas mãos, a possibilidade de se realizar, ou não, está em como você se aplica, seja com boas intenções, seja com um sentimento avariado.

Se o seu desejo é ter uma vida de sucesso e superação, claro que dentro dos padrões impostos pela sua vida e grau de merecimento, antes cabe a você vencer os desafios que ela lhe impõe ao longo do tempo, acreditando no seu devido potencial e capacidade de aquilo conquistar; se quer chegar a algum lugar, antes tenha vontade de primeiro flutuar e visitar os seus sonhos, porém com os pés firmados ao chão, pois o caminho de Deus lhe indicará o rumo certo a tomar.

Todavia tenha paciência e seja equilibrado emocionalmente para poder adquirir a virtude da sapiência, que lhe torna tudo possível de realizar. Afinal é assim que funciona a vida, você tem que ter fé para se fortalecer, fertilidade para poder andar, sabedoria para desenvolver seu caminhar e esperança para acreditar que tudo se pode alcançar. Sonhando modestamente, com dignidade, humildade e gratidão, todas as suas vontades um dia hão de se realizar.

## 113 ASSIM NA TERRA COMO NO CÉU

*"Aqueles que se prontificam a cuidar e restaurar suas emoções, sejam eles encarnados ou espíritos de luz, devem por nós serem tratados com boas considerações e um carinho especial. São eles que criam entre si uma forte corrente de energia cósmica nos proporcionando uma grande afinidade de ligação entre os planos espiritual e material, além de levantar o astral e conceder a cada um a chance de sentir-se vivo e bem outra vez, de poder lhe dar forças para novamente lutar pelos seus ideais, dando-lhe a satisfação de sorrir com felicidade. Isso é totalmente possível, desde que aceitemos sua ajuda, pois quem tem a gentileza de lhe dar o amor nunca ficará de mãos vazias, porque o amor sempre estará presente em suas palmas e depositado no seu coração como uma forma de gratidão."*

&

A confiança não abrange somente o seu universo paralelo a outras pessoas, mas também o simples propósito de ajudar e aceitar a ajuda daqueles que, por si só, desejam, por boa intenção fazê-lo. Esse princípio deve ser um hábito fluídico entre todos, para termos mais harmonia ao viver e desfrutar de um bem-estar melhor entre todos do mundo.

Tanto aqui na Terra como também no Céu, esse símbolo de paz deveria ser atrelado a todos nós, encarnados e desencarnados, como um sinal de aliança entre os dois planos, pois, são dos anjos e seres de luz que recebemos as melhores ações e demonstrações de que podemos, sim, confiar uns nos outros, sem a interferência de diferenças abstratas.

Contudo esses mesmos seres astrais não interferem em nossas decisões; apenas nos acompanham, aconselhando e nos guiando por todos os caminhos e tempos diferentes percorridos em nossa jornada. No entanto, eles podem e querem, sim, nos ajudar diretamente, porém sempre que solicitados por nós.

## 114 AMOR, DIVINO AMOR

*"A beleza só é bela quando vista com bons olhos; a bondade só é boa quando há sinceridade emotiva de ambas as partes; a caridade só é bem-vinda quando praticada com humildade e vontade em ajudar o próximo, sem visar segundas intenções; a esperança só funciona naqueles que acreditam com fé que, apesar de sempre lutar, um dia suas preces hão de ser ouvidas e de se realizar; a paz só é sentida dentro daqueles que resolvem dar uma trégua entre si e decidem que o melhor para todos é viver em harmonia e não destruindo vidas por razões fúteis. Enfim o amor só pode estar presente dentro de cada um quando decidimos senti-lo e, então, amar também seu semelhante, não buscando enxergar pela graça exterior, mas, sim, pela pureza do espírito que existe dentro de você."*

&

O amor não é um objeto que podemos segurar nas mãos, determinando o caminho. O amor é um sentimento de grande valor que apenas podemos sentir e vivenciar em tudo aquilo que nos faz bem, que nos traz felicidade e conforto no coração. Como no sorriso sincero de uma criança que se diverte, como em um gesto de carinho e bondade que praticamos ou presenciamos, como no olhar cativante de um casal apaixonado, como em um lindo dia que o faz encher os olhos de alegres lágrimas, ou somente numa linda paisagem de duas árvores que ali permanecem imóveis no mesmo lugar e, ainda assim, permanecem floridas e vivas, pois semeiam dentro delas o amor.

Enfim: no verdadeiro amor não é preciso o toque para comprovar sua existência, basta apenas abrir as portas do seu coração, aceitá-lo e sentir com *glamour* esse momento de quem realmente ama e deseja retribuir esse amor amando também. Esse é o real e mais puro valor do que é o amor.

## 115    A SIMETRIA DA VIDA

*"Os dias podem ser iguais sobre sua casa ou em outros lugares, pois, o que define a luz do seu céu é a sua disposição em ser feliz e a motivação em viver bem. O Sol é o mesmo para todos, mas o que o impulsiona a brilhar cada vez mais em nossas auras é sua determinação e comprometimento sobre o que é a fé lúcida e qual o seu valor na vida de cada um. Acreditar em si mesmo e na força do amor pela vida, existente no seu interior, faz de você uma pessoa mais íntegra e especial aos olhos do grande Senhor Jesus Cristo."*

&

A vida é binária, assim como os planos vitais são dois, o material e o espiritual. Você vive por um propósito ou pelo outro; ou você decide em estar de um lado da ponte ou atravessá-la e descobrir novos horizontes; ou você vive seguindo um princípio ou o oposto dele; ou você vive pelo medo ou desafiando a lei da vida; ou você faz aquilo o que é certo ou escolhe fazer o que é errado; ou você vive pela intenção do ódio e angústia ou escolhe amar e ser amado; ou você é triste ou é feliz. Isso tudo se encaixa dentro da natureza humana, entretanto, cabe a cada um de nós decidir e escolher o que é melhor para si.

Enfim: a verdade da vida é que os anjos favorecem aqueles que lutam por seus sonhos e, com a mesma proporção de esforço, se dedicam a realizá-los. Essas pessoas são indivíduos de grande valor, pois, a cada sonho de que você desiste é também um pedaço da sua vida que fica esquecido ou deixa de existir.

O que você escolhe para preencher sua vida? Um céu estrelado ou nublado, coberto de nuvens cinzentas? Acredite, cada estrela no céu é um desejo objetivo pelo qual luta ou até mesmo que já se realizou, porém, o céu pode estar fechado, mas as estrelas sempre estarão lá, esperando por você para as iluminar.

## 116 ELE CAMINHA CONTIGO

*"Ter fé não é sinônimo de ter controle sobre os demais seres humanos do mundo, mas, sim, de adquirir o seu próprio universo astral e poder, assim, instruir o seu próximo a seguir o mesmo rumo, o caminho do grande mestre Jesus Cristo; ter esperança não quer dizer, necessariamente, que terá tudo aquilo o que desejar, porém que você acredita e pode conquistar, com seu esforço e merecimento, tudo pelo qual luta para ter. Amar tem o valor recíproco de compreender e saber respeitar, não só uma pessoa, mas a vida alheia em geral, espalhando o seu amor igualmente entre todos. Seja límpido como uma fonte de água cristalina e abasteça o coração da humanidade simultaneamente, pois, hoje, pode estar chovendo, mas, logo, passará, surgindo logo adiante um novo brilho solar, lunar e estelar para cativar sua alma com bons pensamentos e atitudes sensatas. Tenha fé em Deus, tenha fé na vida."*

&

Não é preciso sofrer e fazer do seu caminho um movimento doloroso, você pode torná-lo mais satisfatório a partir do momento em que focar seu esforço numa tentativa de vitória e motivo de comemoração compadecida com sua fé e esperança em conseguir desfrutar e dizer: — eu consegui porque lutei por isso, mereci graças ao meu trabalho e por acreditar que Jesus Cristo sempre esteve comigo, me guiando e me acompanhando. Ele sempre estará presente na vida de cada um, desde que seja aceito no seu coração como fonte de dedicação essencial para sua conquista.

Na estrada da vida, existem diversos tipos diferenciados de obstáculos, caminhos que fazem curvas que, no entanto, podem tornar seu destino um tanto quanto difícil e complicado se você não tiver e se agarrar a um alicerce de fé. Entretanto, se houver amor no coração e uma perspectiva dominante em busca da vitória, conseguirá driblar todas as curvas e vencer todos os desafios. Além do mais, todos os caminhos nos levam a um só destino, a morada do Nosso Senhor Jesus Cristo.

# GRATIDÃO

*"A vida somente acontece para aquelas pessoas que batalham por ela, então seja menos prepotente e mais um batalhador insistente; não desista se tomar um simples tombo, e, se cair, levante-se e se agarre na esperança motivacional para continuar andando pelo caminho pretendido em busca dos seus sonhos e objetivos. Lembre-se, a nobreza de um homem não está naquilo que o machuca, mas em saber curar suas feridas, assim como não é correto se apegar a bens materiais, e, sim, àquilo que você faz, pois atos nascem do nosso coração e este da vida de cada ser espiritual!"*

**Gratidão e até a próxima!**